...othèque historique de la « France Médicale »

La Collection des Thèses de l'Ancienne Faculté de Médecine de Paris depuis 1539 et son Catalogue inédit jusqu'en 1793

Documents sur l'histoire de la Faculté pendant la Révolution

PAR

NOÉ LEGRAND

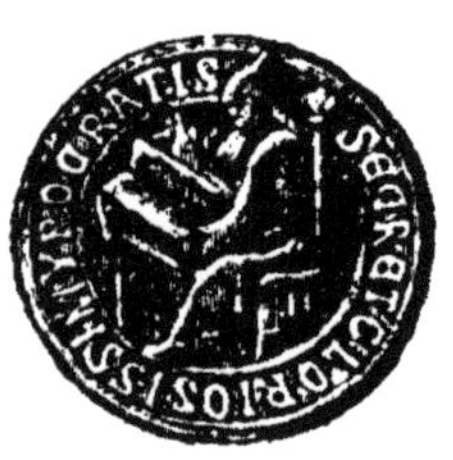

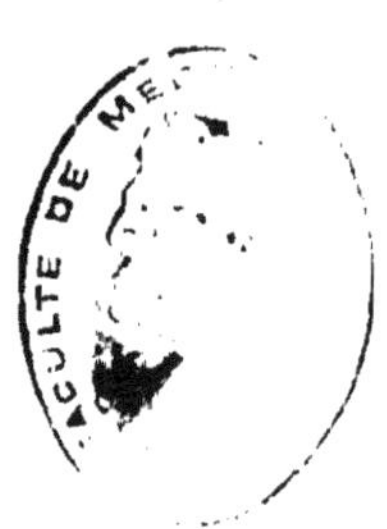
ACULTE DE ME

PARIS
HONORÉ CHAMPION
5, QUAI MALAQUAIS, 5

1914

N° 50

FRONTISPICE

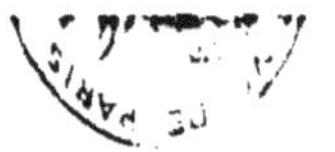

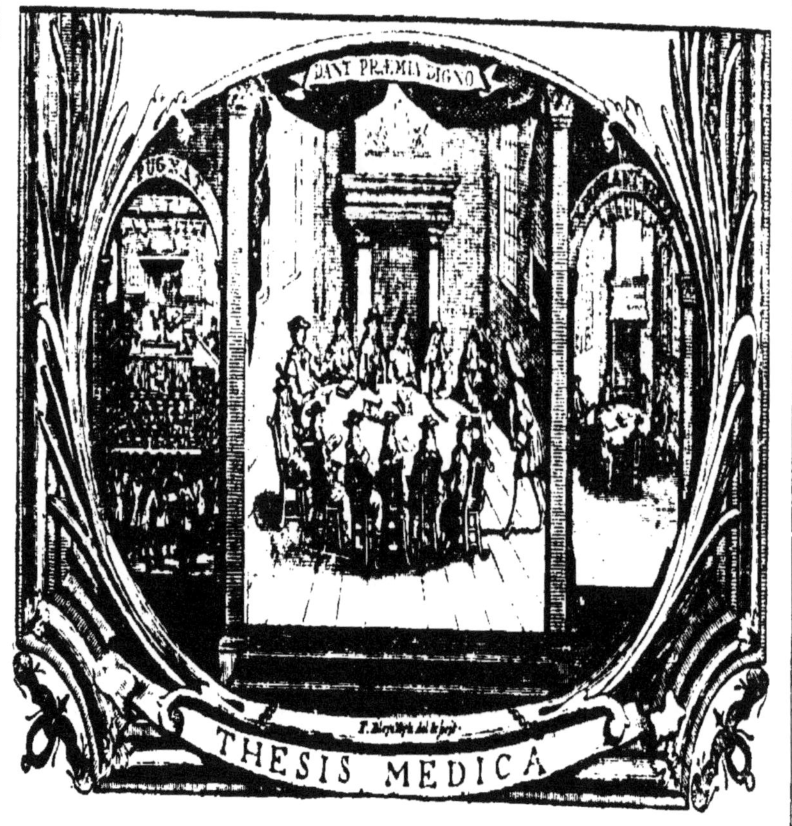

Il soutient sa thèse. Il reçoit son diplôme de Docteur. Il passe ses examens

Bibliothèque historique de la « France Médicale »

La

Collection des Thèses

de l'Ancienne Faculté de Médecine de Paris depuis 1539 et son Catalogue inédit jusqu'en 1793

Documents sur l'histoire de la Faculté pendant la Révolution

PAR

NOÉ LEGRAND

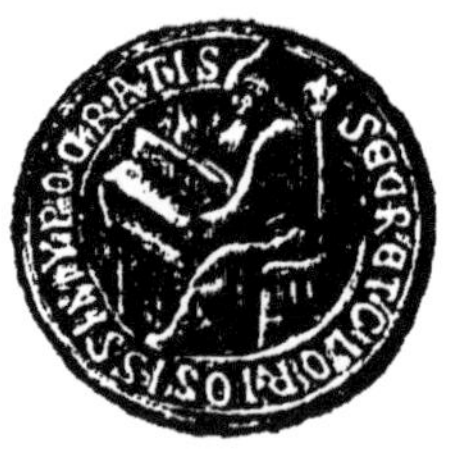

66

PARIS
HONORÉ CHAMPION
5, QUAI MALAQUAIS, 5

1913

N° 50

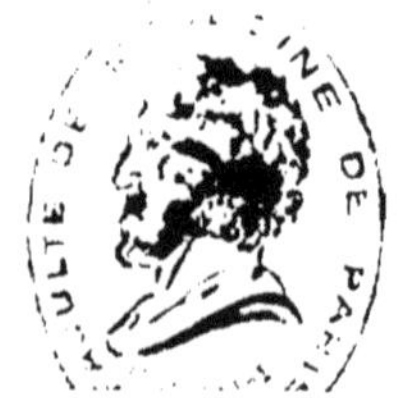

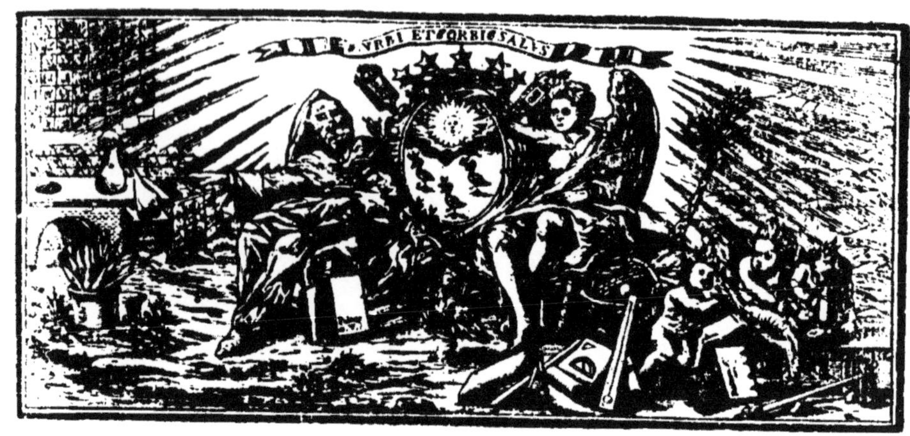

Frontispice de thèse aux armes de la Faculté employé fréquemment vers 1740. (Cf. p. 49). (1).

La Collection des Thèses de l'Ancienne Faculté de Médecine de Paris depuis 1539

et son Catalogue inédit jusqu'en 1793.

Documents sur l'Histoire de la Faculté pendant la la Révolution

---

Il y a, de par le monde, peu d'institutions enseignantes, ayant conservé les actes originaux de leur existence depuis une époque aussi ancienne que la Faculté de Médecine de Paris, dans ses *Commentaires*. — Il n'y en a pas qui puisse, comme cette dernière, se

(1) L'image rarissime du Frontispice, avant le grand titre, a été découverte par nous.

Presque tous les autres clichés nous ont été obligeamment prêtés par M. Steinheil et par M. Masson, éditeurs, que nous remercions ici bien vivement.

N. L.

flatter de posséder la suite ininterrompue, durant près de quatre siècles, des milliers de titres probatoires de chacun de ses membres, nous voulons dire des *Thèses*.

Parce qu'il s'agit ici de documents imprimés — du moins à partir d'une certaine période — il ne faudrait pas croire que la multiplication typographique enlève a priori tout caractère précieux à une telle collection. D'abord les étudiants en médecine soutenaient des thèses avant même l'invention de l'Imprimerie : dans l'histoire de la Faculté, cette pratique se perd dans la nuit des temps et la règle en fut établie, peut-on dire, dès la naissance même de ce corps. Les premières presses ne furent installées à Paris que de 1470 à 1476, et on soutenait des Thèses à la Faculté dès 1395. Nous en avons la preuve dans un passage des *Commentaires* à cette époque : « *De antiquitate quodlibetarium*, écrit Th. B. Bertrand, *id legitur die II Novembris 1396, sub decanatu Joan. de Marla : Quia Petrus Miotte non disputavit de Quodlibetaria, statutum quod hoc isto anno disputaret de resumpta et consequenter postquam mag. juvenes hujus anni disputassent, ipse disputaret.* » Le baccalauréat lui-même devint un grade dans l'Université dès 1437, comme dans les autres Facultés (1).

---

(1) On lit, dans les *Annales medici* de Th.-B. Bertrand, p. 317 : *Bacc. in Medicina gradus est in Universitate.*

« *Die 6 April 1437, supplicavit Decanus ex parte Facultatis Universitati congregatæ in S^o Mathurino et vellet declarare gradum Bacc. in Medicina esse gradum quemadmodum ut in aliis Facultatibus, quæ supplicatio fuit concessa per omnes Facultates ut constat per liberos patentes (?) sigillatos sigillo Universitatis.* »

Unde patet, observe Du Boulay, *ad ea usque tempora privilegio isto non fuisse gavisos. Imo nec etiam post. Nam anno 1524 cum fuit reformata Facultas Artium, definitumque quinam ad officia gerenda idonei forent, præter regentes actu commemorantur quidem Baccalarii formati in Theologia et Licentiati in Decretis aut Medicina, non vero Baccalarii.* Le 5 janvier 1552, on en perfectionnait le régime :

« *Eodem die* (5 janv. 1552) *trina convocatione conclusum est*

Aussi les premières thèses furent-elles manuscrites : les premières de celles que possède la Bibliothèque de la Faculté actuelle, remontant à 1539, sont manuscrites, de format in-folio. Leur nombre, ajoutons-le bien vite, est de près de trois cents et cette réunion de documents uniques justifie à elle seule l'intérêt et la valeur de la Collection. Cette date de 1539 reste excessivement reculée. Bertin Dieuxyvoie, qui fut Doyen de 1682 à 1684 et qui avait passé de longues années dans l'étude de l'histoire de la Faculté, a laissé un témoignage très précieux de ses recherches dans la *Synopsis* (2) que possède la Bibliothèque de la Faculté. Lui qui a fouillé toute cette histoire, remontant jusqu'à 1324, avoue qu'il n'a pas vu de thèses de sa Faculté avant 1535 : « Injuria theses hac ætate exaratas esse et paucas ante hoc tempus typis mandatas, vel ascriptis disputantium nominibus editas fuisse, ut docet experientia et observatio primarum thesium, *quas non vidimus ante 1535.* »

Quant aux autres thèses, c'est encore une rareté insigne que leur collection complète à partir du moment où elles furent imprimées. Qu'on nous montre, dans aucune des Facultés de Théologie, de Droit ou de Médecine, une collection comparable à celle dont on parle ici : à Paris, la Bibliothèque Nationale possède une

---

quod in quodlibetariis tres ex Senibus, sex ex Junioribus secundum ordinem disputarent et unicuique disputanti capitulum unum exonario (?) facultatis institutum est cum facultate tamen disputanti aut decano alterum substituere. Pro prima vice illud actum est 14 janv. 1452. Franc. Belot præside propugnante M. Petro Laffile ex majori ordine M. J. Bourgeasis archiater, Collier, Rogier, tres Seniores ; juniores sex Valentinus, Hyerome, Carolus Stephanus Moncheny Requet, Legrand, Le Vasseur. Id factum est ob negligentiam disputantium : ideo unus pro duobus ó pt [non potest] disputare. Theses priusquam disputantur a præside diligenter prius examinentur et dein mandatur typis.»

(1) *Synopsis rerum memorabilium... ab anno 1324... usque ad annum 1676*, B. F. M. P. Ms., n° 2002 (ancien 325).

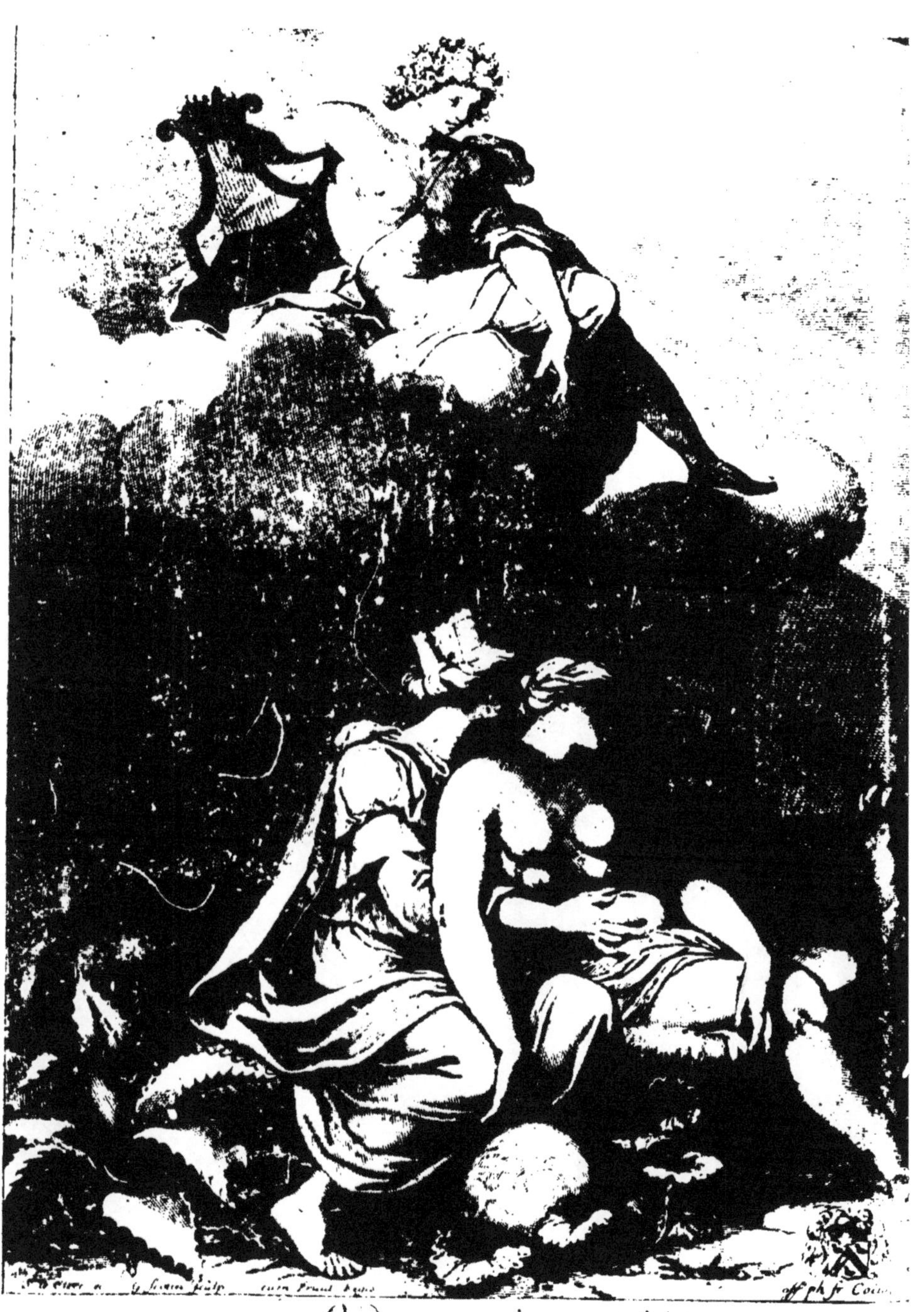

Quid prosunt tot nata meis fœlicia campis
Gramina? quid succis tot condita munera diuûm
Languida si nequeo morborum pellere noxas

La Faculté de Médecine de Paris app

Image d'une thèse dédiée, en 1657, à la

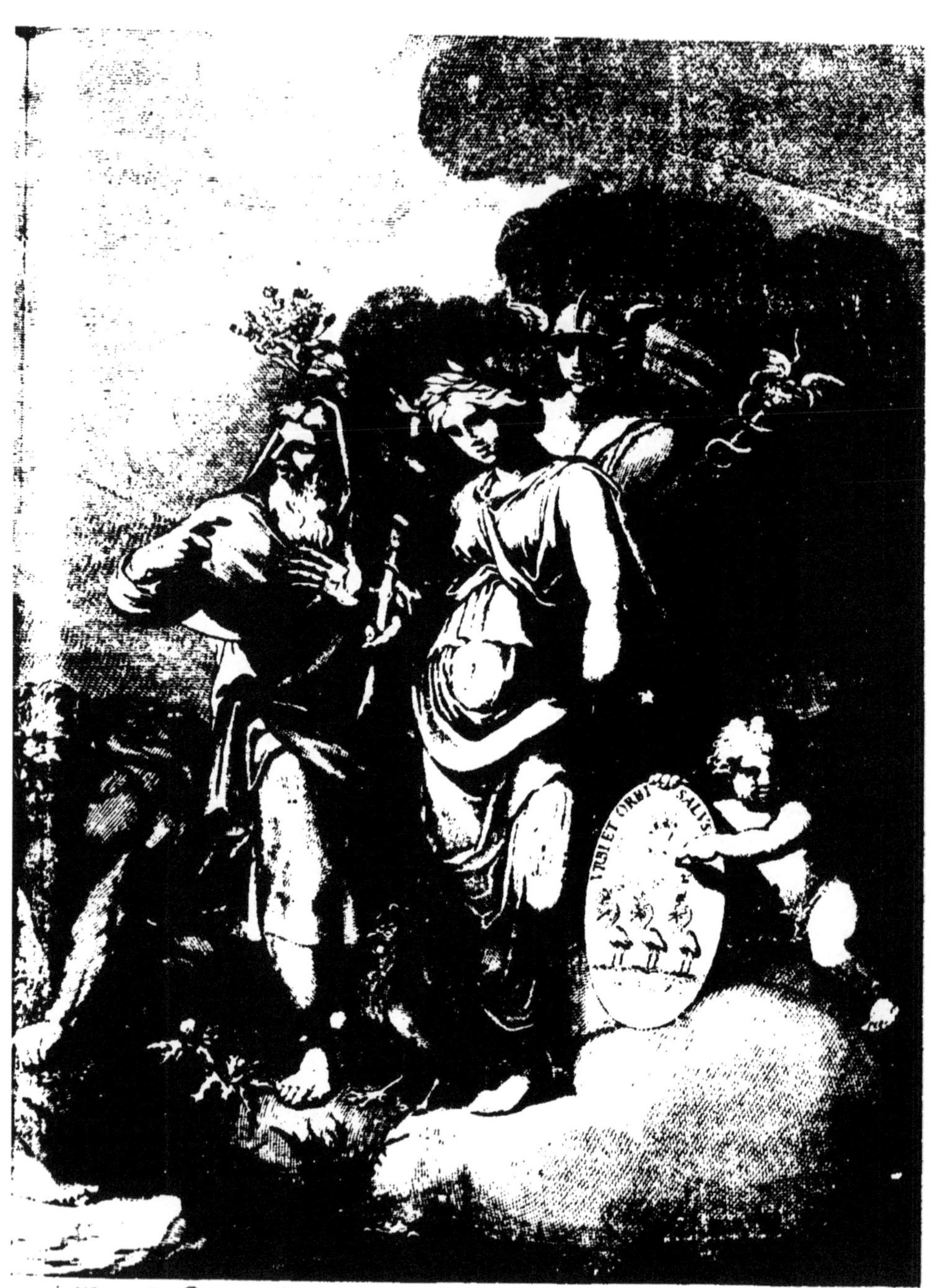

e par les Dieux à guérir la Nature malade.
Corporation des Médecins parisiens.

Collection de ces thèses, importante, certes. Toutes celles qu'on avait réunies vers 1860 furent — à quelque époque qu'elles appartinssent (et même mélangées à des thèses d'autres Facultés, Montpellier, Avignon, Nantes, etc.) — classées dans l'ordre alphabétique des noms des répondants et reliées en une série de 7 volumes in-folio et une autre de 15 volumes in-4°. C'est un dispositif évidemment peu propre à la vérification de l'état de cette collection qui ne comporte pas de thèses manuscrites, commence au XVIIe siècle et à laquelle, nous pouvons dire aujourd'hui — on va le voir — qu'il manque les thèses des dernières années de la Faculté.

Quant à la Bibliothèque Mazarine ou celle de l'Arsenal ou Sainte-Geneviève, le fonds de thèses de l'Ancienne Faculté que possèdent ces célèbres établissements se réduit à quelques unités plus ou moins disparates.

La Faculté de Droit, dont l'origine ne le cède pas aux autres en ancienneté, n'a laissé des thèses qu'à partir du XVIIIe siècle. « Notre Bibliothèque, nous écrivait M. Viollet, Membre de l'Institut, Bibliothécaire en chef de l'Ecole de Droit, en fait de thèses ou placards de thèses imprimées, ne possède rien d'antérieur à 1736. Quant aux thèses manuscrites qui, en fait, durent assez souvent, j'imagine, servir au candidat pour se guider, en ai-je jamais vu une ? »

A Toulouse, « la plus ancienne des Universités provinciales », comme dit J. Barbot, dans la dédicace de ses remarquables « Chroniques de la Faculté de Médecine de Toulouse du XIIIe au XXe siècle », il y avait bien des *Quæstiones* dès 1394 ; mais, l'auteur l'avoue avec tristesse : « Nous avons pu retrouver quelques thèses soutenues à la Faculté de Médecine. La plus ancienne est de 1728 ; les autres sont postérieures. »

Reims, dont la Faculté de Médecine existait depuis

1550, était un des centres les plus actifs d'enseignement : on y passait des thèses dès cette date. Mais si L.-J. Raussin, qui en fut Doyen au XVIIIe siècle, a pu faire remonter le catalogue de celles-ci jusqu'à cette même année 1550, ce n'est que jusqu'à 1619 que remontent les thèses qu'on possède aujourd'hui ; — (elles sont fort peu nombreuses, exactement 50, de format in-folio ; encore sur ce nombre y en a-t-il 9 qui appartiennent à la Collection de la Faculté de Paris) — et à 1682 ou plutôt à 1710 seulement, remontent celles qui existent encore, de format in-4°.

A Montpellier, notre excellent collègue M. Girard nous le précisait : « la Bibliothèque possède seulement quelques thèses de Médecine du XVIIe siècle, disséminées dans une série de volumes de mélanges ; les thèses du XVIIIe siècle sont un peu plus nombreuses : je ne connais pas à la Bibliothèque de thèses de Médecine antérieures au XVIIe siècle (1). » — Sans doute Montpellier possède bien une fort belle collection de thèses mécales de Paris en 6 volumes in-4°. Mais si elle apporte un certain complément à celle de la capitale, elle se trouve — énorme lacune — précisément pour le commencement, en retard sur cette dernière, de plus de cent vingt ans de thèses soutenues à notre Faculté, car sa Collection ne commence qu'en 1661.

Citera-t-on Strasbourg, dont la glorieuse histoire, comme Faculté de médecine, s'étend si loin dans les âges passés ? Une faculté nouvelle, celle de Nancy, s'est préoccupée, il y a longtemps, de reconstituer ce fonds spécial et, dès 1888, un Comité s'est formé pour la recherche de Thèses de l'ancienne Université de Strasbourg, de l'Université épiscopale de Strasbourg et des Universités lorraines de Pont-à-Mousson et de

(1) S'il en existe, elles doivent être très peu nombreuses ; la Bibliothèque de la Faculté de Paris en possède justement un certain nombre.

Nancy. Si grand que soit leur nombre et si haut qu'on soit remonté dans la réunion de ces documents, comme il n'existe pas de Répertoire authentique comparable aux *Commentaires* qui permettrait d'en faire le collationnement, on reste incertain sur l'état plus ou moins complet de cette remarquable collection. Ce que le rapport de cette année disait à propos des thèses de Strasbourg, la Faculté de Paris peut le répéter aujourd'hui, pour son compte, avec un juste sentiment de fierté, et dire qu'en dehors d'elle : « il s'en trouve — de ces thèses — un certain nombre à la Bibliothèque Nationale et dans quelques autres Bibliothèques publiques ; mais il n'y a là que des éléments épars et sans cohésion et l'on peut affirmer qu'il n'existe nulle part en France de collection complète, ou seulement à peu près complète, de ces travaux qui sont restés comme des témoins du mouvement scientifique de nos anciens établissements universitaires et qui offrent soit au point de vue doctrinal, soit au point de vue historique, un tableau exact des progrès de la Science. »

La collection qui existe à la Faculté de médecine de Paris est donc, à ce point de vue également, unique. Que l'on songe au sort de ces productions soit négligées des intéressés, abandonnées du jeune docteur ou de sa famille, soit au contraire réunies au cours des ans, mais par fractions et suivant la fantaisie de quelques spécialistes ; tirées d'ailleurs à plus ou moins grand nombre, elles restaient vouées, avec le temps, à la perte et à la destruction. Car pendant les siècles qui précédèrent la Révolution, aucun règlement ne prescrivait à la Faculté la conservation de ces travaux cependant officiels, et pareille situation est peut-être faite pour nous surprendre. En sorte que fort longtemps la Faculté se trouva dépourvue des thèses qu'elle faisait elle-même passer à ses élèves. Nous parlons de la Faculté en tant que Corps d'Etat, car, on le devine, plus d'un médecin, plus d'un Doyen curieux de par ses fonctions comme à titre de savant, des études multipliées par la succession des nouveaux docteurs possédaient personnellement un plus ou moins grand nombre de thèses. L'infatigable Th.-B. Bertrand — qui renonça au décanat pour se livrer à ses chères études — avait ainsi, par exemple, réuni, sur les rayons de sa Bibliothèque, une des Collections les plus complètes des thèses de la Fa-

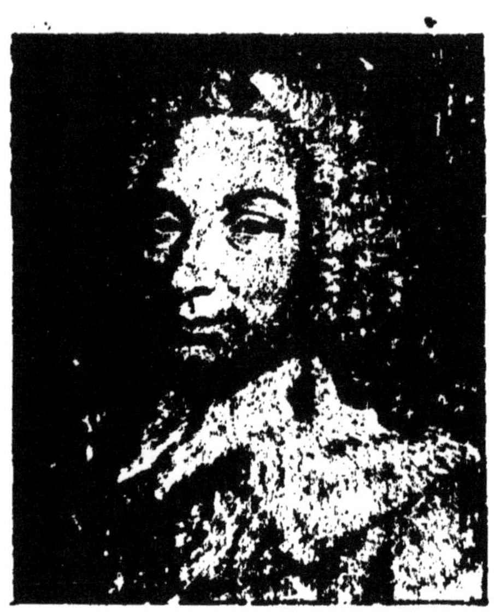

Thomas-Bernard BERTRAND, Grav. de Petit d'après La Nouelle, 1751, dédiée par B.-N. Bertrand à la mémoire de son père.

culté. Il les avait colligées, annotees d'une plume menue et patiente et fait proprement relier, nous aurons l'occasion de le redire. Il fallut néanmoins attendre le XVIIIe siècle pour que la Bibliothèque de la Faculté fût enfin dotée de la Collection complète de ces thèses, laquelle fut donnée par un célèbre médecin, H.-Th. Baron, Ier du nom. Ce laborieux Doyen prit sur lui de réunir d'une part les premières thèses qu'il put trouver, faisant copier celles dont il ne put obtenir l'original; d'autre part, la suite ininterrompue de toutes les thèses imprimées jusqu'à son décanat. Dès lors, en possession de ce fonds, la Faculté put y ajouter les nouvelles thèses au fur et à mesure qu'elles étaient produites. A la mort de M. Th. Baron, l'œuvre fut poursuivie avec foi par le fils, jusqu'à la fin de son décanat, en 1752: et après celui-ci, par ses successeurs ou de fervents anonymes, jusqu'en 1778. Baron lui-même mourait en 1782.

Ce qu'était la Thèse, dans l'Ancienne Faculté de médecine, comment on la soutenait, avec quel apparat et dans quel costume, quelles en étaient les différentes espèces, à la suite de quels examens et dans quelles conditions on la passait, — d'éminents auteurs, les Corlieu, les Chéreau et autres, nous l'ont déjà raconté. Une jeune doctoresse, Mlle Anna Delage, va néanmoins le préciser dans une étude sur la Thèse à la Faculté de Medecine de Paris, sujet choisi pour sa propre thèse, qu'elle va bientôt passer (26 juin 1913).

Nous étions personnellement attaché à cette étude, que nous avions longtemps mûrie, lorsque Mlle Anna Delage nous fit part de son dessein. Relevant la plume du papier où nous écrivions lorsqu'elle nous interpella, nous le soumettions au moment même à notre interlocutrice : c'était la matière que nous traitions. Une aimable explication eut lieu et Mlle Delage se dit prête à renoncer à son sujet. Mais qui eût hésité à s'incliner devant un désir marqué de tant de désintéressement et de délicatesse ? — Nous laissions la place à Mlle Anna Delage : ce que nous pouvions avoir réuni d'indications sur le sujet serait mis à sa disposition et nous communiquions incontinent à notre *partenaire* l'imposante Collection in-folio des Thèses en question.

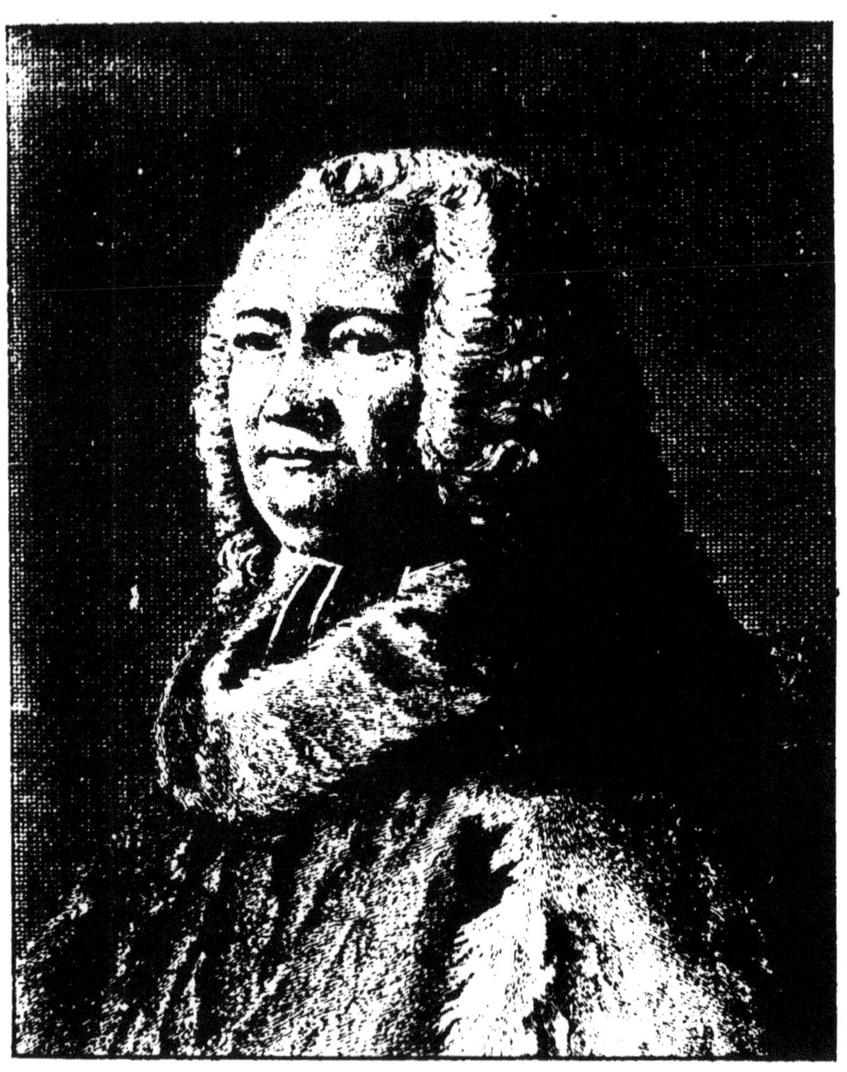

Hyacinthe Théodore BARON, 2e du nom, gravé par Littret de Montigny.

Le sujet d'ailleurs était assez vaste pour être scindé : il fut tacitement entendu que Mlle Anna Delage ferait l'histoire de la Thèse à la Faculté de Médecine de Paris, et nous, celle de la Collection des thèses de cette Faculté et son Catalogue inédit jusqu'en 1793. — C'est donc concurremment que nous avons conduit notre œuvre et c'est presque en même temps que nous la publions, ces deux études formant comme les deux chapitres d'un même ouvrage.

Il nous suffira donc de donner ici, d'après les *Commentaires*, les deux formes extrêmes de ces épreuves, de dire ce qu'elles étaient, d'une part, à leur naissance même, et, d'autre part, aux derniers moments de la Faculté en 1782. Le 3 février 1508, écrit Th.-B. Bertrand, « *Joannes Capellani, quum jam respondisset de quaestione theorica 15 janv. 1508 iterum, praeside decano, de quaestione practica respondit* An putridarium febrium materia arte movenda. *Pro cujus quaestionis decisione, tres breves conclusiones, aut positiones, aut corollaria, seu appendices posuit, adversus quas uno medio doctores argumentati sunt. Hic annotatur ; illae autem primae fuerunt quaestiones qua conceptis verbis designatae visae sint, eaeque ad instar thesium dispositae, de quibus erant responsuri. Hoc ergo anno 1508 utraque quodlibetaria thesis tribus corollariis tum sive theorica sive practica, constare ex nostris codicibus videtur. 1520 circiter*, ajoute Th.-B. Bertrand, *quinque constitit collariis ut nunc thesis est* ».

Le texte même des *Commentaires* va nous exposer maintenant la forme et les règles suivies dans les examens et les soutenances de thèses à la Faculté, à la fin du XVIIIe siècle. Il s'agit d'une réforme de ces exercices.

MM. les Bacheliers soutiendront chacun quatre thèses :

l'une d'hygiène ; la seconde, de physiologie ; la troisième, de chirurgie ; la quatrième, de pratique.

Ces thèses seront faites au choix de l'auteur, ou en cinq paragraphes suivant l'ancien usage, ou en forme de dissertation d'une étendue décente ; elles commenceront à huit heures précises du matin et dureront jusqu'à midi : le président ouvrira la thèse en la manière accoutumée.

Depuis huit heures jusqu'à dix, les Bacheliers proposeront au soutenant des difficultés contre la thèse auxquelles il sera tenu de répondre. Depuis dix heures jusqu'à onze, les docteurs disputans proposeront égallement des questions au soutenant qui en donnera la solution. A onze heures, les mêmes docteurs ainsi que le président proposeront les *dices* au Bachelier suivant l'usage. Celui des bacheliers qui aura répondu trop laconiquement sera obligé de répondre à un nouveau *dices* qui lui sera donné par le même docteur, après que les autres bacheliers auront répondu.

Tems auquel les Examens seront faits et les Thèses soutenues

Le premier examen se fera dans le même tems et avec les mêmes préliminaires que cy devant.

Les thèses d'Hygiène commenceront les premiers jours de may et dureront jusqu'à la fin du jour [mois].

L'examen d'Anatomie sera fait dans le mois de Novembre.

L'examen de Chirurgie dans le mois de Février suivant.

Les thèses de Chirurgie au mois de Mars, même année.

L'examen de Botanique ou matière médicale au mois de May.

La thèse de Pratique au mois de Novembre.

L'examen de Pratique dans le mois de Janvier suivant.

Autres exercices de la Licence

Dans le courant de Février, le Doyen présentera les Bacheliers à M. le Chancelier de Notre-Dame. Le lendemain on procédera suivant l'usage à la nomination des Lieux après laquelle celui qui aura eu le premier lieu répondra à la question proposée par M. le Chancelier et tous prêteront le serment accoutumé.

Dans le courant du mois de May, lorsque tous les licenciés auront soldé avec le Doyen, celui-cy indiquera une assemblée générale et publique dans la salle des actes où tous les licenciés seront obligés de se rendre. Il prononcera alors un discours ou chargera un autre docteur de prononcer un discours pour les avertir des devoirs qui leur restent à accomplir envers le Roi, le public et la Faculté. Ce discours tiendra lieu de celui des Paranymphes et des Vespéries, particulières qui seront abolies.

Les licenciés y assisteront en robe noire avec un chaperon de même couleur, mais garni d'hermine blanche comme les licenciés en droit.

Avant le discours, le premier appariteur proclamera chacun des licenciés dans l'ordre des lieux qui leur auront été donnés.

Le Parlement, la Chambre des Comptes, la Cour des aides, le Châtelet et la Ville seront invités par les licenciés suivant l'usage immémorial.

Le lendemain de ce discours, les licenciés, vêtus de la manière cy dessus, iront tous ensemble rendre visite à tous leurs docteurs. Aussitôt après, ils pourront supplier pour le doctorat et se faire recevoir quand ils voudront, chacun selon son rang ou du moins sans nuire au rang des autres.

La cérémonie du doctorat se fera de la manière accoutumée, mais sans vespéries. Les nouveaux docteurs seront comptés ou acquerront la Régence en la manière accoutumée mais sans Pastillaire.

Les Docteurs nouveau-recomptés pourront assister aux examens, aux assemblées générales de la Faculté, donner leur avis, mais ne pourront ni donner leur suffrage ni estre nommés à aucune fonction avant deux ans. Du reste, ils jouiront des mêmes droits et aux mêmes conditions que les autres docteurs régents.

Police et obligation des Bacheliers en Licence.

Outre les obligations d'assister aux messes, aux visites des pauvres les samedis, aux enterrements, aux processions du Recteur, à tous les examens et à toutes les thèses et à celles marquées cy-dessus, quoique reçus licenciés, ils seront tenus de remplir les mêmes obligations jusqu'à ce que les nouveaux bacheliers soient reçus.

Ceux qui manqueront à ces obligations payeront une amende de trois livres. Ceux qui auront encouru des amendes ne pourront être admis ni à l'examen ni aux thèses suivantes qu'ils n'aient payé les amendes dues...

Les soutenants des thèses ne donneront plus de déjeuners ni pour leurs confrères, ni pour les docteurs, ni pour les autres personnes.

Docteurs assistans et interrogeans aux Thèses.

Il y aura huit Docteurs qui seront nommés *ad turnum* en la manière accoutumée : quatre de l'ordre des anciens et quatre de l'ordre des jeunes ; le Censeur sera toujours un des assistans.

Le Censeur de l'Académie, l'Ancien des quatre Anciens et l'Ancien des quatre jeunes se rendront dans la salle des Actes à huit heures précises et y resteront jusqu'à dix que les six autres seront obligés de s'y rendre et d'y rester jusqu'à la fin de la thèse. Celui qui ne sera pas rendu à l'heure marquée, sauf un quart d'heure de grâce, sera remplacé par le Docteur régent qu'il plaira au Doyen de nommer parmi les présens, lequel aura l'émolument de celui qu'il aura suppléé.

Les Docteurs présidens ne pourront commettre que pour la thèse cardinale et seront obligés de se rendre aux Ecoles à huit heures précises pour commencer la thèse. Les six docteurs interrogeans ne pourront donner leur suffrage qu'après la thèse soutenue et dans les écoles supérieures, en présence du Doyen ou de l'Ancien et ne recevront qu'alors leurs honoraires. Les honoraires des docteurs disputans seront les mêmes que cy devant, excepté à la thèse d'hygiène où les disputans n'auront que trois livres et le président six livres.

Le Censeur et les deux docteurs assistans à la thèse depuis huit heures jusqu'à dix auront pour fonctions principales le maintien de l'ordre et la discipline des Ecoles. (*Commentaires*, XXIV, pp. 55 et 56.)

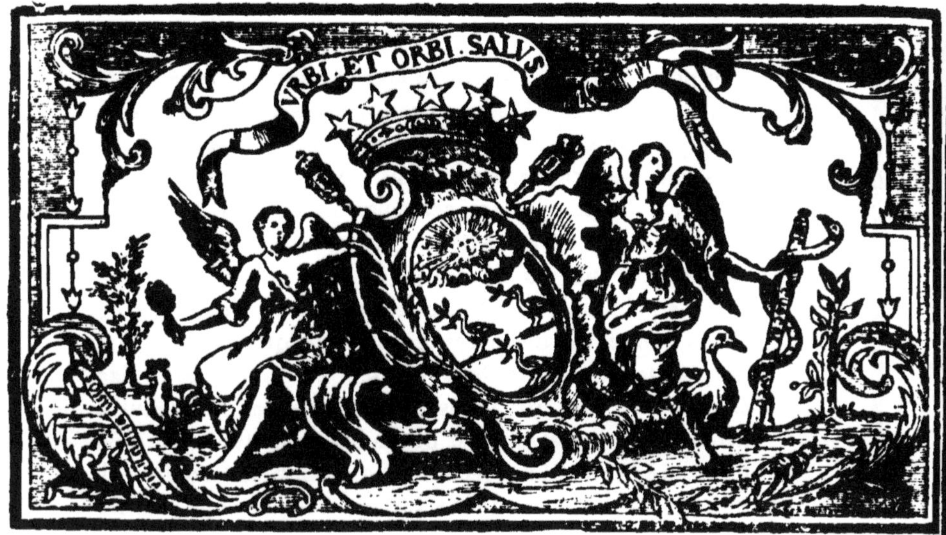

Frontispice de thèse aux armes de la Faculté employé fréquemment vers 1760. (Cf. p. 48.)

Les Thèses

Quand on parle de la Collection des thèses anciennes qui existe à la Bibliothèque de la Faculté de médecine de Paris, on entend celle des H.-Th. Baron. Celle de Th. Bertrand, quoique se terminant à la même époque, n'est pas aussi complète que la précédente et d'ailleurs ne comporte ni thèses in-folio, ni thèses manuscrites. Loin d'être dépourvue d'intérêt néanmoins cette collection, également précieuse, fera pour nous l'objet d'une étude spéciale à la suite de celle des H.-Th. Baron.

« Ami lecteur, pourrions-nous dire au moment de pénétrer dans le sujet même, un jardin s'offre à toi, tout rempli — comme d'autant de fleurs de Médecine — d'une exquise et infinie variété de sujets. Les yeux y savourent d'avance tout ce que la Théorie de l'art de guérir a d'aimable ; tout ce que la Pratique médicale comporte d'utile, s'y trouve en abondance. Dans cette réunion considérable de questions que l'Ecole de Paris entreprit de résoudre, on voit expliqué, en suivant l'évolution historique, les vicissitudes de la Médecine, ses progrès, ses conquêtes, ses éclaircissements, les difficultés qu'elle a rencontrées durant une longue suite d'années et jusqu'à nos jours.

« Le principal mérite de la Faculté de Médecine de Paris, soucieuse de la santé publique qu'elle doit garder, a toujours été de révoquer en doute, pour les soumettre à un plus sévère examen, les nouveautés produites chaque jour, et de ne les admettre qu'après les avoir examinées avec un soin scrupuleux ou fourni une justification éclatante soit de leur valeur réelle, soit du moins de leur innocuité.

« Quand il s'agit de la santé, le plus précieux des biens, la Faculté, estimant qu'on ne doit rien concéder ni à la témérité ni aux opinions préconçues, ni à la fantaisie, s'appliqua toujours, dans ses Ecoles, d'invoquer et d'affirmer sa doctrine salutaire comme aussi de rejeter et de condamner les erreurs des théories et des systèmes.

« Les questions médicales ici contenues ne dépassent pas le XVIe siècle : il n'en faut pas conclure qu'on n'ait pas discuté et soutenu des Thèses dans les Ecoles de Paris avant cette époque. L'Histoire prouve qu'au commencement du XIIe siècle brillait déjà l'Ecole de Médecine. Mais avant l'invention de l'Imprimerie et à l'origine même de cet art admirable, les Thèses, écrites à la main, étaient, pour cette raison, distribuées en moins grand nombre ; aussi très peu d'entre elles — aucune, autant dire, n'est parvenue jusqu'à nous.

« Ces thèses, autrefois soutenues et discutées sous forme de questions, et en manière d'exercice, étaient proposées aux Bacheliers par les Docteurs. Mais, par la suite, progressant chaque jour, elles commencèrent à comporter des développements plus étendus, pour atteindre enfin la forme nourrie des dissertations et traités : cependant, elles conservèrent l'élégance dans le style ainsi que l'allure correcte et majestueuse qu'elles ont encore.

« En grandissant, l'habitude des discussions n'abolit pas l'antique principe qui enserrait la thèse dans le cadre exact du syllogisme, si bien qu'elle se trouve contenue tout entière en cinq articles ou corollaires. Le 1er expose la question et exprime la proposition majeure du syllogisme qui est confirmée dans la 2e. La mineure est contenue dans le 3e corollaire, dont les preuves et les arguments sont contenus dans le 4e ; enfin dans le 5e on réduit les objections et l'on tire des prémisses la conclusion.

« Une autre série de questions médicales présente une très grande variété de savants problèmes discutés et résolus de vive voix par les docteurs discutant entre eux, dans les Actes de Vespérie, de Doctorat et de Régence. On voit encore par là l'empressement et le soin que ne cessa d'apporter la Faculté au cours des âges, dans l'examen des questions médicales, dont aucune ne fut laissée en dehors de ses investigations.

« Puisse cette étude, qui célèbre l'Histoire de la Faculté de Médecine de Paris, stimuler le zèle de quelques-uns de nos brillants collègues et les exciter à mieux faire ... »

Ainsi s'exprime, en latin comme de rigueur, dans la préface de son œuvre — sur laquelle nous reviendrons bientôt — l'auteur et organisateur de la collection que nous allons décrire.

Ce n'est pas le lieu de dire ce que valent en soi tous ces travaux. Fr. Quesnay les a jugés sévèrement, dans son histoire de la Chirurgie en France, ouvrage qui n'est pas, on le sait, exempt de passion : « Nos chirurgiens, dit-il, parlant de ces thèses, ne s'occupaient pas, comme à la Faculté de Médecine, à décrire galamment la chaussure des femmes qui vont à la chasse, à peindre les feux de l'amour, ni le danger qu'il y a à les éteindre par la raison... Mais ils savaient se renfermer sur les questions qui intéressaient leur art basé sur l'expérience. »

Dans un traité *Des propriétés de la Médecine par rapport à la vie civile* (Paris, 1739) par contre, Louis de Santeul soutenait ainsi l'institution : « Ce genre d'écrire est comme naturel et familier au Médecin. Obligé par son état de transmettre à la postérité ce qu'il a vu de singulier et de remarquable dans la nature, il lui faut de la netteté et de la précision pour bien rendre ses observations. Cette élocution se remarque de l'aveu des savants dans les ouvrages que la Faculté de Paris prépare pour former ses élèves. Ce sont des Thèses ou des questions problématiques qu'un docteur propose et dans lesquelles il justifie son opinion par le raisonnement et par l'usage. Ce sont des essais de médecine,qui, sans faire ni masse ni volume, contiennent en précis la doctrine de celui qui les compose. Ils servent à développer le savoir et les dispositions du jeune médecin qui les soutient. C'est le plus bel exercice que l'on ait pu imaginer, quoiqu'on aurait voulu le réformer en y substituant les examens...

Les thèses qu'on soutient dans cette école exercent non seulement le bachelier qui répond, mais encore celui qui préside et les docteurs qui disputent. Ces sortes d'actes font naître à l'imprévu des questions que l'on décide sur-le-champ, au lieu que, dans un examen, celui qui interroge est toujours maître ou de détourner ou de prévenir les difficultés. On croit faire mépriser les thèses en disant qu'elles prouvent souvent le pour et le contre : c'est justement ce qui en assure la doctrine et démontre en même temps la sagesse de la Faculté; la variation qu'elle affecte dans ses dogmes avertit le jeune médecin qu'il n'en doit adopter aucun et qu'en matière de physique, ce qui est le plus souvent vrai, ou faux le plus ordinairement, n'est jamais tel dans tous les temps et dans toutes les circonstances. »

Mais la plus sérieuse critique en a été faite par Le François, Docteur en médecine de la Faculté de Paris, dans sa *Dissertation contre l'usage de soutenir des thèses en médecine...* (Paris, 1720). « Par l'usage des thèses, dit-il, on s'est détourné de la voie des observations qui seule a conduit à la découverte de tout ce que l'on connaît d'utile pour la santé. Car ces thèses étant faites pour la dispute, on est obligé d'y insérer des opinions problématiques dont la plupart sont fondées sur des hypothèses de système; et comme la variété et l'instabilité de ces systèmes sont fort grandes, il arrive souvent qu'une thèse détruit ce qu'une autre a établi. Ainsi, au lieu que les exercices destinés à former les médecins devraient ne rouler que sur des connaissances qui ont pour fondement les observations qu'on a faites de ce qui était utile ou nuisible à la santé, on s'y amuse à de vaines spéculations qui sont l'âme de la dispute et souvent même on y soutient des maximes rejetées par la plus grande partie des meilleurs médecins...

« Les disputes des thèses ne roulent que fort rarement sur des vérités connues et chaque thèse n'en contient ordinairement que très peu ; ainsi, bien loin que les thèses servent à rendre les bacheliers capables d'exercer la médecine, cette sorte d'exercice les en détourne en les mettant dans la nécessité d'employer leur temps et leur application à apprendre des choses ou inutiles ou dangereuses pour la pratique, et surtout à verbiager beaucoup, comme il est nécessaire pour briller dans la dispute... »

Retenant ce qu'il y a de fondé dans ces critiques, l'historien saura expliquer impartialement et justifier à la lumière des faits et des événements le mouvement scientifique et médical à cette époque.

La collection comprend une première série de neuf gros volumes in-folio et une deuxième série de seize volumes in-4° (1) : nous allons les examiner.

---

(1) La première série, qui figurait antérieurement aux imprimés dans la Bibliothèque de la Faculté actuelle, sous le n° 1393, a été, il y a quelques années, en raison des nombreuses parties manuscrites qu'elle comporte, portée aux manuscrits, sous les n°s 72 (ancien 476) à 80 (ancien 484). La deuxième série également, qui figurait antérieurement aux imprimés sous le n° 90970, a été, pour les mêmes raisons, portée aux manuscrits sous les n°s 2322 (ancien 460) à 2337 (ancien 475).

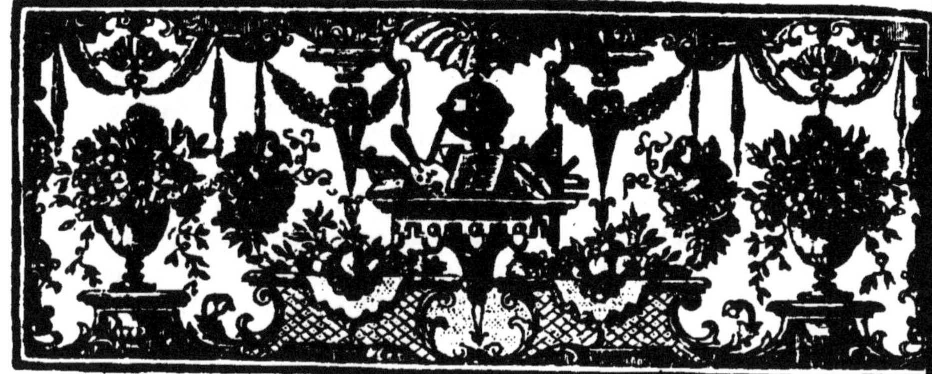

Frontispice de thèse au XVIIIe siècle.

COLLECTION IN-FOLIO

Hyacinthe-Théodore Baron père, né à Paris, en 1686, avait été reçu docteur le 30 octobre 1710 et nommé Doyen de 1730 à 1734, après avoir rempli les fonctions de professeur de chirurgie, de matière médicale et de pharmacie : il mourut en 1758 (1). D'un caractère amène, très zélé pour les intérêts de la Faculté, il organisa la bibliothèque de l'Ecole créée par les dons de Picoté de Belestre et de Hecquet. C'est lui qui, le pre-

(1) Le portrait, peint à l'huile, de grandeur naturelle, de Hyacinthe-Theodore Baron père, d'un charme et d'une élégance remarquables, existe à la Faculté de médecine de Paris. Il a été reproduit, avec les explications nécessaires, dans *les Collections artistiques de la Faculté de Médecine de Paris. Inventaire raisonné par* Noé Legrand, *publié par les soins de* L. Landouzy, Doyen. Paris, Masson, 1911, in-4°, planche 23, p. 80.

mier, avait réuni une collection des thèses en question, en quatre gros volumes, de 1613 à 1663, offerte à la Bibliothèque. Après lui, d'autres donateurs, les Chomel, les Bertrand, Payen et Marteau, avaient aussi offert à la Faculté tout un lot de thèses de 1613 à 1724. Mais à Urbain de Vandenesse revient le mérite d'avoir formé la plus précieuse des séries, c'est-à-dire celle qui va de 1539 à 1620, en trois volumes in-folio. Et il en avait constitué une deuxième allant de 1663 à 1724. Ce brillant collectionneur léguait à la Faculté de médecine ces deux belles séries qu'allaient compléter, d'une manière très heureuse, d'autres éléments rentrant aujourd'hui dans la *Collection princeps*, peut-on dire. Ces cinq volumes, précédant et suivant, autrement dit embrassant, la série de H.-Th. Baron, sont d'un format légèrement plus petit.

Quand le fils de Baron devint doyen, l'œuvre de son père sollicita vivement son zèle. Hyacinthe-Théodore était né à Paris, le 12 août 1707. Il fut reçu docteur par son père le 29 octobre 1732 et mourut célibataire à 80 ans, le 27 mars 1787, privé de la vue depuis douze ans. Médecin de l'Hôtel-Dieu, et premier médecin des armées du Roi en Allemagne et en Italie, il fut élu deux fois doyen de 1750 à 1754. Très dévoué à la Faculté, il poursuivit les améliorations rêvées par son père et s'appliqua à la réimpression en latin des règlements, rites et usages de la Faculté ; enfin il constitua la fameuse collection des jetons des doyens. Mais encore, vivement intéressé par les recherches de son père, il s'adonna à la mise en ordre et en valeur de toutes les thèses colligées. Il revit, compara, collationna tous ces documents, confronta les exemplaires, élimina les doubles. Ayant tout bien ordonnancé suivant un ordre chronologique, il numérota régulièrement ces thèses, du commencement à la fin (du n° 1 au n° 1655) et les fit relier en veau fauve, avec tranches rouges, sous la forme de neuf vastes recueils qui constituent, on peut l'affirmer, un monument unique en son genre. Sur la première page de chacun d'eux, il inscrivit, de sa plume énergique, le titre et la provenance de ces pièces, comme aussi — et c'était justice — la mention de son rôle personnel.

En tête du premier volume, il fixa son image, gravée en grandes dimensions d'après nature. Il y est représenté, vers l'âge de 50 ans, à mi-corps, de 3/4 à gauche, avec perruque, chappe fourrée et manchettes de dentelle. Sur un socle on lit l'inscription : HYACINTHUS THEODORUS BARON, PARISINUS || *Hyacinthi Theodori Filius, Theodori Frater* || *Castrorum Regis et Exercituum in Germania et in Italia Protomedicus* || FACULTATIS MEDICINAE PARISIENSIS DECANUS || *unanimi voce bis proclamatus a 9 br. 1750 ad 9 br. 1754* || *Pharmaciae Professor* anno MDCCLVIII. Cette belle gravure en taille douce, qui mesure 364 mm. de haut sur 253 de large, est signée : *Littret de Montigny* || *ad vivum del. et sculpsit* (1).

---

(1) Voyez la reproduction partielle de cette gravure, page 15. Son portrait, peint à l'huile, de grandeur naturelle, existe aussi à la Faculté de médecine de Paris. Il a été reproduit, avec différentes explications, dans *les Collections artistiques de la F.M.P.* pl. 29, p. 88.

Portrait de la Thèse in-folio.

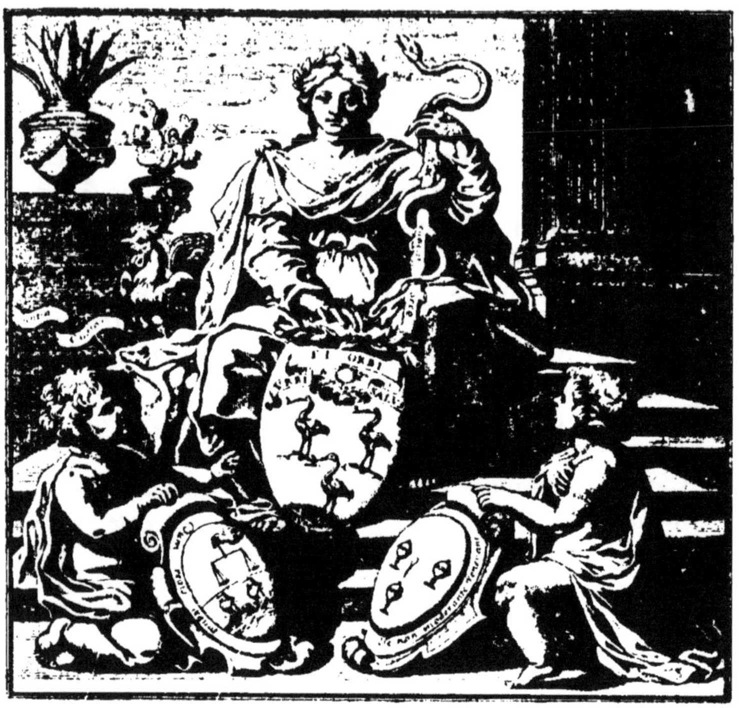

Frontispice du Recueil in-folio des *Quæstiones medicæ*.

Les thèses elles-mêmes se présentent régulièrement sous l'aspect d'une grande feuille de papier, manuscrite ou imprimée dans le sens de la plus grande longueur et que H.-Th. Baron a fait coller, le cas échéant, sur de plus grandes feuilles, les ramenant toutes au même format.

Quodlibétaire, médicale ou cardinale, la thèse, dans les débuts, est toujours exposée sous la forme suivante :

Quæstio medica disputanda pro quodlibetaria (1) *in Scholis Medicorum die Jovis.* [*6° Februarii*]... *Praeside litteratissimo* (2) *viro* ou *Domino N... Doctore medico.* Le président est quelquefois appelé *Moderator* (3).

Suit le sujet de la thèse, sous la forme interrogative : *An... ?* et sa démonstration, dans les cinq paragraphes indiqués, à peine de 4 à 5 lignes chacun, séparés par un petit intervalle. Au-dessous, la conclusion : *Ergo...* affirmative ou négative. Enfin le nom du candidat, sous cette forme : *Proponebat* (4), *Lutetiae*, *N...*, lieu d'origine, *anno domini...*

C'est seulement à partir du 13 janvier 1551 qu'on commence à inscrire au bas de la thèse : *Domini Doctores hoc ordine disputaturi...* Ces noms, au nombre de neuf, sont régulièrement rangés sur trois rangs (5).

Le 13 décembre 1640, on voit apparaître pour la première fois la fameuse formule votive : *Deo optimo maximo uni et trino* || *Virginique Deiparae* || *et Sancto Lucae orthodoxorum medicorum patrono* (6).

(1) Ou *Quodlibetaria quaestio medica ;* ou *Ad quodlibetariam quæstio medica ;* ou encore *Pro quodlibetaria.* Une autre formule est : *Quodlibetariis matutinis concertationibus ;* ou *disceptationibus.* La première thèse qui porte *Mane agitanda,* ou *discutienda* est du 19 mars 1614. Passée cette date, on ne se sert plus que de l'expression *Mane discutienda* ou *exagitanda,* ou *excutienda,* ou *examinanda,* ou *disceptanda.*

(2) Ou *prudentissimo,* ou *spectatissimo.*

(3) A partir de 1630 environ, toutes ces mentions commencent à s'imprimer en grands caractères, y compris le nom du Président.

(4) Ou *afferebat,* ou *respondebat.* On trouve aussi : *Propositas has sententias defendebat...*

(5) Mais cette mention est omise sur un grand nombre des thèses suivantes. Vers 1580, la règle devient à peu près constante.

(6) En grosses capitales et en plusieurs lignes. A partir de 1647, elle est en une ligne, en petites capitales et avec abréviations : *Deo opt. Max.,* dispositif qui se maintient longtemps. A partir de 1674, les capitales cèdent la place aux lettres ordinaires, pour la reprendre une dernière fois, à partir de 1714, et la garder jusqu'à la fin. C'est le Doyen Guillaume Duval qui imposa cette épigraphe. Claude Chrétien, au nom prédestiné, l'inaugura en présidant la première thèse qui la porte.

La première thèse portant une dédicace est du 15 mars 1594 dédiée par Quirin le Vignon : *Illustrissimo serenissimoque principe D. Henrico a Lotharingia Episcopo*, avec quelques lignes de compliments en latin. La suivante, de Jacques d'Amboyse, du 28 avril 1594, est dédiée à Henri IV. Dès 1602, la dédicace prend un assez grand développement (1).

Au point de vue de l'exécution typographique, on fera d'abord observer que ces thèses ne sont imprimées que d'un côté (2) et d'une manière bien uniforme, sans annotations marginales (3) et toujours dans le sens de la plus grande longueur (4), en caractères ordinaires, plus rarement en italiques (5).

Quant au nom de l'imprimeur, c'est fort tard qu'il apparaît. La thèse de Michel Peaget, du 29 nov. 1714, est la première où l'on voit ce nom : *Typis J. Quillau Universitatis et Facultatis medecinæ Tipographi.* Jusque-là, il n'y avait rien eu de tel ; mais à partir de là, cette marque figure régulièrement.

Disons un mot de l'ornementation de la thèse. Les

---

(1) A partir de 1618, la dédicace, avec écusson armorié, devient si importante qu'elle est, dans notre Collection, détachée et collée sur un deuxième feuillet ; les autres sont repliées.

(2) La thèse de P. Maloet, du 14 déc. 1719, qui est très large et très abondante, en petits caractères, est la première qui soit imprimée recto et verso. En 1720, 1723 et 1724, on en trouve trois autres dans le même cas. A ce moment les thèses ont commencé à prendre un plus grand développement.

De même, les thèses manuscrites le sont rarement recto et verso. Un des rares exemples est du 20 décembre 1612.

(3) Très rares sont celles qui s'écartent du type consacré. La thèse n° 666 de 1625 est la première qui contienne des références en marge à droite et à gauche.

(4) Celles imprimées en hauteur sont des exceptions. La première dans ce cas est du 31 décembre 1598.

(5) La thèse de A.-J. de Mauvillain, du 10 janvier 1647, est unique en son genre : d'abord imprimée comme les autres (n° 963), elle a été en outre imprimée, dans sa totalité, seulement en caractères italiques de différentes dimensions, y compris les fameuses formules votives.

premières thèses imprimées qui, jusqu'en 1594, ne portent, dans le haut de la feuille, ou rien, ou un simple filet, commencent, vers 1596, à s'orner d'une bande ou vignette d'en tête, d'un dessin sommaire. En outre, dès 1567, elle *s'encadre* d'un filet simple et double, puis triple et plus ou moins nourri. Ce filet s'élargit : en 1598, il est orné (1), mais sans prendre jamais de grands développements et toujours composé d'éléments simples (2). Plus tard, enfin, apparaissent les fameuses gravures allégoriques, avec les armoiries des personnages auxquels la thèse est dédiée.

Les premières thèses imprimées ont une lettre ornée en tête de la Majeure du syllogisme. A partir de 1597, la Majeure, la Mineure et la Conclusion commencent à avoir leur propre lettre ornée, la 1re étant la plus grosse. Presque dans le même temps, on trouve des exemples où ces Corollaires ont chacun leur grande initiale, tandis que la confirmation de la Majeure et la Conclusion commencent à en avoir une petite — qui grandira (3).

Dès le début, dans les grandes lettres rentrent des personnages. La plupart de ces lettres reviennent incessamment et jusqu'à la fin leur choix se fait au petit bonheur ; dans deux thèses seulement on reconnaît une intention : les lettres y sont ornées par des plantes. L'usage des grandes lettres ornées finit entre 1636 et 1639 (4).

(1) Ce qui n'empêche pas la thèse de revenir, de temps en temps, à sa simplicité primitive, sans encadrement, ni en tête à vignette.

(2) En 1628 et 1629, l'encadrement est en faveur : il se continue jusqu'à la fin, mais avec intermittences. En 1607, on trouve un des rares exemples de frontispice très orné et développé.

(3) On en trouve même où l'initiale de la conclusion, comme pour affirmer le résultat du débat, est la plus grande de toutes.

(4) Nous relevons comme types, d'abord un Saint-Luc, patron des médecins orthodoxes ; un Jésus tenant le livre et le glaive ; un Christ qui ressuscite Lazare. Des sujets bibliques : Adam et Eve ; Moïse ; David jouant de la harpe ; Caïn tuant Abel ; saint Jérôme ; saint Sébastien.

Mais, suivant les ressources de l'imprimeur, l'antiquité païenne

Entre temps, un genre fort triste de grosses capitales noires s'est introduit, dès le début de 1634. Elles sont généralement, toutes cinq, de même taille, énormes, jusqu'en 1673, l'initiale de la Majeure ne primant les autres que vers 1674. A ce moment, d'ailleurs, on voit diminuer leurs dimensions, qui deviennent exiguës, voire mignonnettes. Cette réduction persiste, jusqu'à la fin.

Faisons maintenant connaître en détail la distribution de ces thèses dans les volumes.

Vol. I (18 nov. 1539-14 déc. 1589).

Titre manuscrit : QUAESTIONES MEDICÆ || IN SCHOLIS PARISIENSIBUS AGITATAE || AB ANNO 1539 AD ANNUM 1590 || *quas quidem Facultatis jussu, ab haereditate M. Urbani de Vandenesse* || *Medici parisiensis, comparavit M. Hyacinthus Theodorus Baron* || *Decanus, disposuit in ordinem et compingi curavit, anno* || *1754.*

A la suite, figure une grande gravure, légèrement coupée sur les bords, que H.-Th. Baron a fait coller comme frontispice, représentant la Médecine ou mieux la Faculté de médecine, sous les traits d'une femme assise de face, laurée et drapée, tenant d'une main le bâton chargé d'un serpent (*Hæc evocat Orco*), et de l'autre, un écusson ovale, aux armes de la Faculté de Médecine de Paris, les trois cigognes de profil, tenant un rameau d'origan, sous le soleil, avec la devise : *Urbi et Orbi Salus.* Deux génies, accroupis à ses pieds, soutiennent des écussons aux armes des Apothicaires (1).

---

y trouve place. On rencontre un Jupiter ; un Neptune ; l'Amour ; une Sirène ; Pan. Enfin un diable, fort indécent, digne de Callot ou de Rabelais, fait plusieurs apparitions.

(1) Cette image orne la thèse d'Antoine Ruffin, qui est de 1659, et figure, avec de grandes marges, dans le volume VII, n° 1102. Elle mesure 280 mm. de haut, sur 350 de large, signée : *Chauveau, inv. et fecit.* Dédiée : *Au Doyen, grand-maître de la Faculté de médecine.* (Voy. la figure, p. 29.)

Ce premier volume comporte les 226 premières thèses manuscrites (1), originaux ou copies de l'époque ou du XVIIe et du XVIIIe siècle (2).

Vol. II (1er févr. 1590-17 déc. 1609).

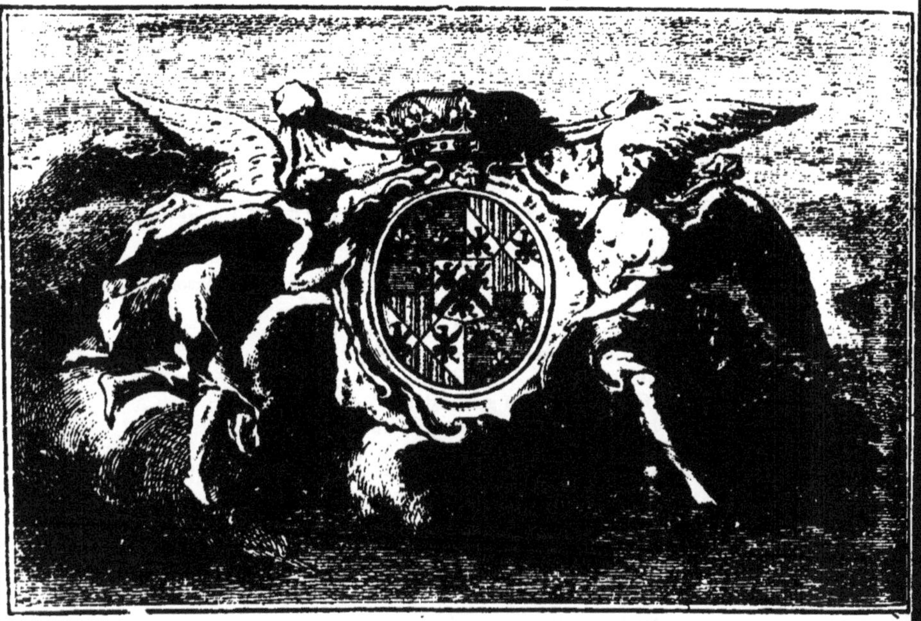

Frontispice de la thèse latine de Chirurgie de Gayat, soutenue le 28 juin 1754 et dédiée au prince de la Trémouille (in-4°).

Titre manuscrit semblable au précédent, sauf les dates : *ab anno 1590, ad annum 1610*. En tête figure

(1) Sauf les suivantes, qui sont imprimées : n°s 58, 87, 158, 165, 170, 179, 221 et 223.

La thèse n° 127 manque pour la raison portée sur le feuillet précédent : « Ibi erat thesis n° 127 : *An ut Renum sic vesica lithiasis curabilis?* Neg. Praes. Cappel ; Resp. Arragon. — Menda avidens quam transtulit H. Th. Baron in Serie chronologica Thesium (Paris, 1752), in-4°, p. 8. Haec thesis propugnata fuit anno 1655 : itaque hic deleta fuit anno 1772 a M° Bourru Bibl. praefecto. »

(2) La thèse n° 23 du vol. I comporte une lacune, passage qui manquait sur l'original rongé par la vétusté.

le même frontispice qu'au premier volume, mais sur double feuillet et avec marges. Ce volume comprend les thèses qui vont du n° 227 au n° 411. Un grand nombre sont manuscrites (1). La thèse de G. Arbaud, du 23 décembre 1604, est la première qui porte gravées les armes du personnage auquel elle est dédiée (2).

---

(1) Sont imprimées les thèses portant les nos 237, 239, 243, 244, 245, 247, 251, 252, 254, 256, 257, 259, 263, 265, 266, 269, 271, 272, 273, 274, 276, 278 à 304, 306 à 311, 313 à 324, 326 à 333, 335 à 346, 348 à 360, 364, 365, 367, 371, 377, 379 à 390, 393 397, 399 à 401, 405 à 410.

Le n° 373 a été omis.

(2) En feuilletant nos collections, on y voit des thèses dédiées à :

Henri de Lorraine, évêque et comte de Verdun ;
Henri IV, roi de France et de Navarre ;
Anne de Lévy, duc de Ventadour ;
Henry de Gondy, vicaire général de l'évêque de Paris ;
Charles de Neufoille, baron d'Aliucourt ;
Jacques Davy du Perron, cardinal évêque de Sens,
Charles de Lorraine, duc de Guise, prince de Joinville
Etienne Mingre, évêque de Grasse, grand aumônier de la reine Marguerite ;
Léonor d'Orléans, prince de Longueville, duc de Fronsac ;
Gaston d'Orléans, frère du Roi ;
Henri, cardinal de Retz ;
Louis de Rohan, évêque de Nantes ;
Henri de Bourbon, évêque de Metz ;
François de Bassompière, maréchal de France ;
Duc de Richelieu ;
Louis XIII ;
Chamillard, alors maître des Requêtes.

Philbert Guibert, l'auteur du Médecin charitable, peut-être inspiré par Guy Patin, disait Chéreau — dédie sa thèse à Henri de Mesmes, president au Parlement, avec les armes de ce dernier, admirablement gravées par Firens, et protégées par la Justice et la Prudence.

François Blondel met son œuvre sous la protection de Henri d'Orléans, *duc de Longueville*, et fait graver les armes du prince tenues par deux aigles et comme enveloppées d'un manteau d'hermine.

Gabriel de Brioude (29 nov. 1640) fait passer à la postérité la charmante figure de Mademoiselle, dans un encadrement soutenu par les Amours et gardé par Pallas et la Justice.

Claude Seguin (8 jan. 1643) confie au graveur Mellan le soin

Vol. III (14 janv. 1610-14 nov. 1619).

Titre manuscrit, semblable aux précédents, sauf les dates *ab anno 1610 ad annum 1620*. Suit, en frontispice, la gravure in-folio d'une thèse de philosophie qui existe aussi à la Faculté, imprimée sur satin, parce qu'elle est dédiée au Corps des Docteurs régents. Elle représente, en une superbe allégorie où interviennent un grand nombre de personnages : *la Faculté de Médecine de Paris appelée par les Dieux à guérir la Nature malade*. Cette thèse est de Collot. Sous l'image est la dédicace : *Saluberrimo et celeberrimo medicorum parisiensium Ordini* (1).

---

de reproduire l'écusson armorié de CLAUDE GALLARD, conseiller au Parlement, que la Paix, Mars et la Justice semblent prendre sous leur égide.

Georges Arbaud (25 févr. 1638) fait représenter sur sa thèse une séance du Parlement où siège avec éclat et honneur MICHEL SARRUS, conseiller.

Gaston, duc d'Orléans, oncle de Louis XIV, fait les honneurs de la thèse de ANTOINE MORAND (16 mars 1645), qui nous donne un fort beau portrait du prince en uniforme de maréchal de France.

Un grand personnage de l'époque (1647), NICOLAS DE BAILLEUL, président au Parlement, a dû être la cause d'une notable dépense pour Guy Patin, car ce dernier a voulu que son Mécène soit représenté sur la thèse à laquelle il préside, gravé avec art dans un encadrement d'excellent goût.

Le fameux graveur Nanteuil consacre son beau talent à nous donner les traits de CHAMILLARD, alors maître des requêtes (1664) et qui, plus tard, devenu ministre de Louis XIV, devait s'illustrer... par son talent au jeu de billard.

Une grande dame, JEANNE PÉLAGIE DE RIEUX, marquise d'Assérac, accepte la dédicace de la thèse de Michel Marès (17 déc. 1665). La noble marquise, heureusement, ne comprend rien à ces propositions écrites en latin ayant pour titre : *An mulieri utero parenti* επικρασις? Et elle laisse son blason, gravé par Humblot, s'étaler majestueusement en tête de la dissertation.

(1) Six vers latins donnent l'explication de l'image ; en voici la traduction : « *A quoi bon toutes ces plantes qui naissent dans mes campagnes? A quoi bon les sucs bienfaisants que les Dieux ont mis en elles si, languissante, je ne puis détruire les ravages des maladies ; s'il n'advient un Dieu meilleur qui, veillant du haut des cieux, nous fasse utiliser ces richesses et découvrir par son divin esprit le salut qu'elles renferment?* » — Ce Dieu

Ce volume comprend les thèses qui vont du n° 411 *bis* à 593 (1). Un certain nombre sont manuscrites (2) et plusieurs illustrées des armes gravées des personnages auxquels elles sont dédiées (3).

Vol. IV (6 jan. 1620-20 déc. 1629).

Titre manuscrit : QUAESTIONES MEDICÆ OMMES || IN SCHOLIS PARISIENSIBUS AGITATAE. || AB ANNO 1620 AD ANNUM 1630 || *quas quidem summa diligentia collectas. in ordinem dispositas* || *et nitide colligatas ornanda Facultatis Bibliotheca consecravit* || *M. Hyacinthus Theodorus Baron, antiquus ejusdem ordinis* || *Decanus* || *M. Hyacintho Theodore Baron filio quartum Decano* || *anno 1754.*

Thèses du n° 594 au n° 743 (4). Pas plus que les cinq derniers volumes, celui-ci ne comporte de thèses manuscrites. Mais les écussons et armoiries qui accompagnent plusieurs d'entre elles ont déjà un caractère

---

propice, c'est Apollon avec sa lyre, le dieu Soleil, sur un nuage à gauche. Au-dessous, sur la terre, la Nature languissante, reconnaissable à ses quatre mamelles et soutenue par une ville qui a l'empire du monde, Paris. Elle a une couronne de tours et le globe terrestre à ses pieds. En face de ce groupe, à droite, sur un plan plus élevé, Esculape, avec le coq et la baguette où s'enroule un serpent, lui désigne la Faculté de médecine qu'il protège. Celle-ci est couronnée de lauriers ; un petit enfant ailé, à côté d'elle, soulève et montre l'écusson aux cigognes, avec le soleil et la devise *Urbi et orbi salus*. Ce groupe est sur un nuage, avec Mercure qui arrive derrière, tenant à la main une fleur coupée. Au milieu, au second plan, Hercule accroupi déracine, avec le petit bout de sa massue, une grande ombellifère. A gauche, rampe un serpent. Çà et là des plantes, un aloès, deux pieds de chardon bénit, un lierre terrestre. (Voy. la figure, pp. 8 et 9 ci-devant).

La reproduction en a paru dans la revue *Médecine et Médecins* (janv. 1912, p. 15) illustrant un de nos articles précisément sur les soutenances des Thèses dans l'Ancienne Faculté.

(1) Le n° 422 a été omis.

(2) Ce sont les suivantes : n°s 419, 426, 428, 452, 456, 458, 460, 531, 579, 583.

(3) Ce sont les suivantes : n°s 430, 501, 507, 512, 521, 535, 544, 577, 593.

(4) Le n° 666 a un *bis*.

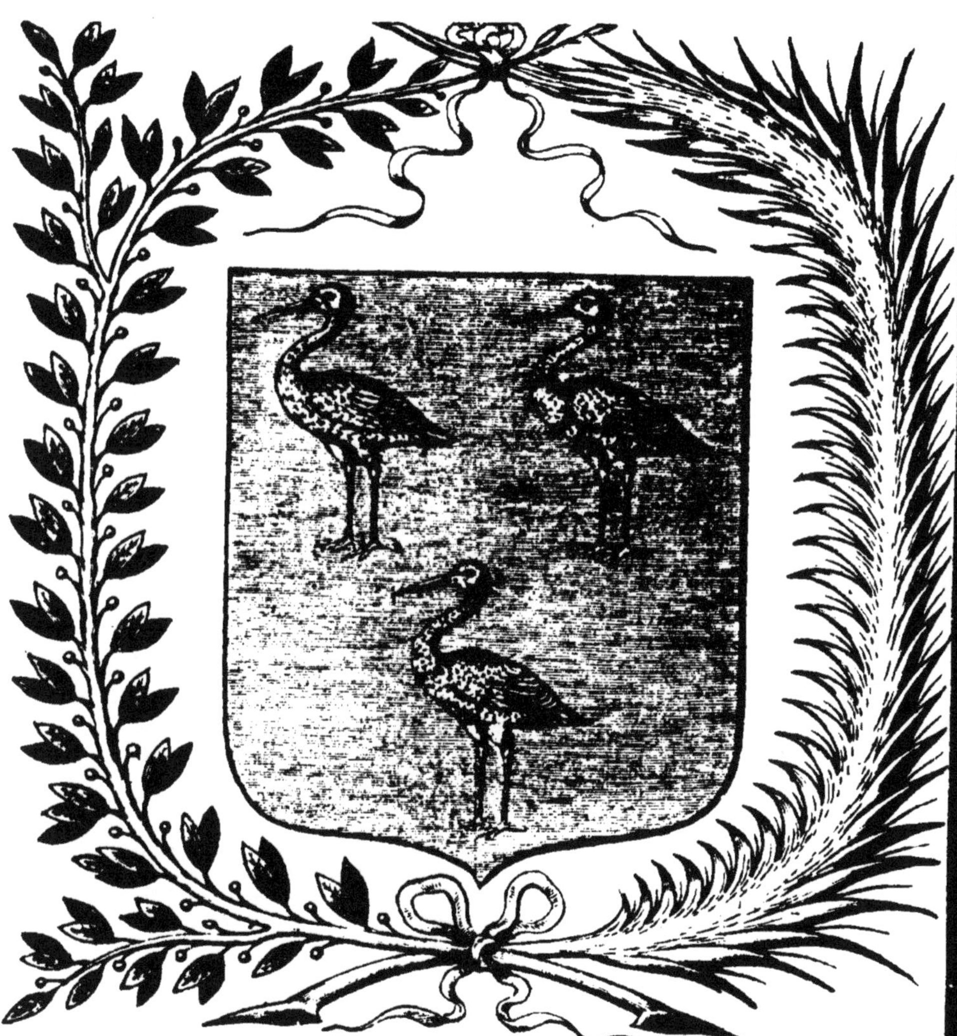

Les trois Cigognes rentrant dans les armes de l'Ancienne Faculté.
Frontispice de la thèse de François des François du 13 mai 1621.
(Image rarissime)
Cliché inédit obligeamment confié par la Librairie Masson et Cie qui l'avait exécuté sur nos indications.

ornemental bien plus important et décoratif (1) ; nous citerons notamment la thèse nº 614, qui offre dans un écusson les trois cigognes choisies comme emblème par la Faculté et d'un style tout à fait remarquable (2). Le nº 622, gravé par Mellan, compose une scène allégorique fort curieuse du jugement de Pâris, où l'on

---

(1) Ce sont les suivantes : nºˢ 603, 609, 611, 614, 618, 622, 627, 633, 646, 648, 663, 691, 702, 724, 729.

(2) Voici la très curieuse légende qui l'accompagne :

AMPLISSIMO PRUDENTISSIMOQUE MEDICORUM PARISIENSIUM ORDINI ET COLLEGIO

Inter aves præpetes Ciconia glotterans, triplici potissimum memorabili commendatur nota : tum quod annua soli mutatione Europa, ob recessum solis ad calidiora Africæ decedat, eodem reduce Europam repetat : tum quod venenatis vasta et infesta animalibus loca, iisdem aut devoratis aut interfectis perpurget ; denique quod parentes seniculos, nec volatui, nec cibis venandis aptos, alis sublatos recipiat, et alimento allato reficiat. Vestrum (viri Apollinares) Collegium amplissimum, eruditissimum, prudentissimumque, trina præsertim spectabili dilaudatur virtute. Vos enim quotidiano mentis ad alta volatu, non tantum assidua Hippocratis, et Galeni meditatione Europam incolitis : sed in ipsam delati Arabiam, quidquid Averroes, quidquid Avicenna feliciter protulit, demittitis. Vos ut Musagetæ et Gallici Hercules, circunforaneoram et Empiricorum monstris errorum, velut Augiæ stabulum Galliam perpurgatis. Vos denique naturæ optimæ parenti jam senescenti, vos civibus, vos toti patriæ salutaribus medicaminum auxiliis vitam prorogatis, conservatis tutamini. Hoc unum est quod proprio vobis trium Ciconiarum emblemate, quisquis is primus fuerit, posteritati significatum esse voluit. Ego vero inter Baccalaureos vestros nuper adscriptus, cum vestris, et vestrarum ciconiarum vestigiis hactenus insistere studuerim, primum post necessarias (divini senis monitu) Philosophiæ, Chirurgiæ et Pharmaciæ literas, ad altiorem medicinæ acropolim Parisios, relicta patria, convolavi : mentem ab alieno sinistroque famulantium Iatricæ usu tanquam a noxia fera liberavi ; denique vobis parentibus optimis ἀντιπελαργῶν, non tantum hos vestro in horto natos, auctos et delibatos solemnium Thesium fructus, sed et me ipsum lubens merito perpetuum dicare et consecrare volui.

Vester

Vestri amplissimi nominis studiosissimus
Franciscus des François.

(Voy. la figure ci-contre.)

voit Vénus et Junon portant le vertugadin : une inscription, dédiée au personnage, explique la scène. Le n° 724 est fort curieux et les n°s 663 et 729, de plus vastes dimensions, ont grande allure.

Vol. V (2 janv. 1630-22 déc. 1639).

Titre manuscrit, semblable au précédent, sauf les dates *ab anno 1630 ad annum 1640*. Thèses du n° 744 au n° 874 (1). Les écussons et armoiries deviennent très nombreux, plusieurs d'entre eux ont pris un développement considérable (2). Parmi ces thèses, celles portant les n°s 792 et 798 sont dédiées au Roi. Le n° 835, in-folio, représente un autre jugement de Pâris ; la thèse n° 864, qui est très grande, est dédiée au Cardinal de Richelieu.

Vol. VI (5 janv. 1640-31 déc. 1654).

Titre manuscrit, semblable au précédent, sauf les dates *ab anno 1640 ad annum 1655*. Thèses du n° 875, au n° 1031 (3). Les images et armoiries, qui se sont multipliées, ont pris — à côté de certaines d'entre elles de dimensions ordinaires (4) — des proportions colossales (5). Une d'elles, fort intéressante, n° 905, gravée par Mellan, représente Minerve qui soutient l'écusson du personnage, encadrée par l'Abondance et la Justice. Celle du n° 884 est dédiée par de Brioude à Mademoiselle Sérénissime Princesse ; celle du n° 942 à Gaston d'Orléans, oncle de Louis XIV, avec son portrait ;

(1) Le n° 790 a un *bis* — autre impression de la thèse précédente.

(2) Ce sont les suivantes : n°s 755, 758, 770 intéressante, 772 très grande, 780, 783, 786, 787 très grande, 789, 792, 798, 800, 810, 814, 818, 820, très grandes, 835 et 836 très grandes, 838, 852, 855 et 856 très grandes, 864.

(3) La thèse n° 978 est en deux parties in-folio de texte.

(4) Ce sont les suivantes : n°s 892, 903, 907, 920, 931, 952.

(5) Ce sont les suivantes : n°s 884, 888 immense, 889, 904, 905, 906, 911, 917, 935, 942, 946, 951, 955, 960, 961, 964 immense, 965, 967, 982 et 1009 immense.

les nos 889, 917 et 935, avec personnages allégoriques, sont, nous l'avons dit, fort décoratifs.

Vol. VII (7 janv. 1655-14 déc. 1662).

Titre manuscrit, semblable au précédent, sauf les dates *ab anno 1655 ad annum 1663*. Thèses du no 1032 au no 1135 (1). Les images et armoiries se sont subitement raréfiées; on n'en compte plus que

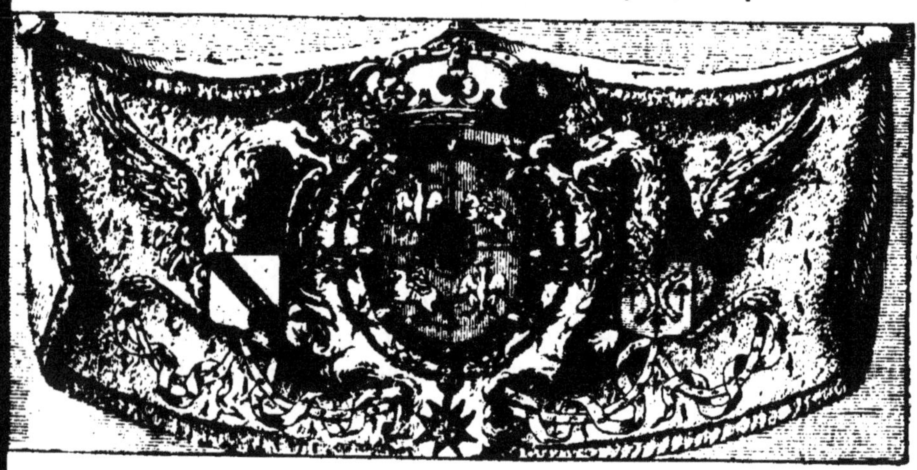

Frontispice de la thèse quodlibétaire présidée par Lallemant, le 29 avril 1760, et dédiée par lui à Stanislas Ier, roi de Pologne (in-4o).

deux (no 1117 et 1102) à grandes marges, offrant les emblèmes de la Faculté (image placée par H.-Th.

---

(1) Le no 1145 a été omis. La thèse 1106 est unique en son genre, imprimée en menus caractères sur une immense feuille.

A la suite du no 1135 figure un tableau :

Sequuntur nomina et cognomina honorandorum magistrorum doctorum medicorum regentium in saluberrima Facultate parisiensi anno Domini 1660. Recitata de more et statutorum lege de Scholis et actu quodlibetarie quæstionis, de qua disputabat extra ordinem M. Ludovicus Gallais doctor, medicus parisiensis, die Jovis 18 Novembris (114 noms).

On trouve des tableaux analogues découpés et collés en tête des volumes V et VI.

Baron en tête de la Collection et décrite ci-dessus). Ce recueil de thèses se continue par une série de 75 autres thèses anciennes soutenues dans différentes Facultés de France.

Vol. VIII (4 janv. 1663-29 déc. 1689).

Titre manuscrit semblable à ceux des trois premiers volumes. Thèses du n° 1141 [*sic*] au n° 1429 (1). Si les figures restent peu nombreuses, par contre elles sont particulièrement riches : le n° 1156 offre le très beau portrait de Guy Chamillard, gravé en grand par Nanteuil. L'image du n° 1344, qui est en deux parties, est superbe. C'est la thèse de Jean Poisson. Elle a exigé deux grandes planches de cuivre gravées spécialement, c'est-à-dire que l'encadrement du bas n'est pas un motif emprunté, comme cela se pratiquait beaucoup à cette époque. Le travail est d'une richesse inouïe : c'est le

---

(1) Une importante remarque est à faire au sujet de la numérotation. Comme on le voit sur le précédent volume VII, la 1135e et dernière des thèses de Paris porte — très anciennement apposé — le numéro 1140, fin d'une numérotation d'une époque antérieure, appartenant peut-être à Urbain de Vandenesse. (On aperçoit, deux thèses plus haut, le n° 1138, de la même main, et qui a été rayé). Sue, Bibliothécaire de l'Ecole de Santé, qui s'est beaucoup occupé de toutes ces collections — on reconnaît sa grosse écriture — y avait poursuivi, depuis le commencement et jusque-là, la numérotation qu'il arrêta à 1135. Mais le présent volume VIII avait reçu de l'ancien scripteur une numérotation continuant celle du volume précédent, c'est-à-dire commençant à 1141. Et comme, partant de là, cette numérotation avait été poursuivie — on peut le voir — sur plus de 200 thèses suivantes, Sue n'y toucha pas : nous avons eu le même respect.

Toutefois, à partir de la thèse 1346 *bis* (c'est une thèse de Bourges), on voit le numéro de la suivante, altéré, devenir 1648 : ce brusque changement — qui saute trois centaines de numéros — se poursuit régulièrement jusqu'à la fin du volume. On trouve, cependant à leur rang et sous leur numéro véritable, une dizaine de thèses. Ce sont les nos 1353, 1380, 1389, 1403, 1405, 1420 et 1429 qui se trouvent respectivement à la suite des faux nos 1652 1679, 1688, 1702, 1704, 1719 et 1729. On a rectifié au crayon, la suite normale de ces numéros. (Le 1203 a été omis.)

portrait de Louis XIV, gravé de grandeur naturelle (1).

Vol. IX (5 janv. 1690-16 nov. 1724).

Titre également semblable à celui des trois premiers volumes, sauf les dates *ab anno 1690 ad annum 1724*. Thèses du nº 1430 au nº 1655 et dernier des thèses de la Faculté de Paris. Les trois suivantes sont de Montpellier (2).

---

(1) Il est représenté légèrement tourné à droite, avec abondante perruque et cuirasse, dans un cadre ovale mesurant 52 cm. de haut sur 43 de large. Sur le cadre : CHRISTIANISSIMUS LUDOVICUS XIIII. DEI GRA. FRANCIÆ ET NAVARRÆ REX. Sur les bords inférieurs : OFFERREBAT HUMILLIMUS SUBDITUS JOANNES POISSON B. M. Et au-dessous : *L. Cossin ad vivum ping. et sculp. cum Pri. Regis 1682.* Dans la moitié inférieure, un grand manteau à fleur de lys et bordé d'hermine sert d'encadrement à la thèse imprimée qui a pour sujet : « An Cometæ mortes et morbos portendunt? » (Voy. *les Collections artistiques de la F. M. P.* où cette gravure a été reproduite, pl. 96.) Pliée en quatre et pressée dans le lourd volume cette superbe gravure d'une insigne rareté s'abîme. A titre exceptionnel, elle devrait, à notre avis, être retirée du volume et encadrée soigneusement.

(2) La numérotation commence bien à son numéro véritable, 1430. Mais dès les nºˢ 1431 et 1432, un changement — sautant deux centaines de numéros — se produit comme dans le volume VIII On lit : 1733, au lieu de 1433 et ainsi de suite. Toutefois, on retrouve à leur rang et sous leurs numéros véritables toute une série de thèses justifiant d'une numérotation régulière. Ce sont les nºˢ 1439, 1440 et 1442 à la suite du faux 1738 ; les nºˢ 1457, 1461 et 1462, 1466, 1475, 1496, 1500, 1506, 1508, 1510, 1512, 1532 et 1533, 1541, 1542 à 1546 qui se trouvent respectivement à la suite des faux numéros 1756, 1760, 1765, 1774, 1775, 1799, 1805, 1807, 1809, 1811, 1831, 1840 et 1841. (Le nº 1506 est en deux moitiés, dont la 1ʳᵉ porte le faux nº 1806, et le 2ᵉ, le vrai nº 1506 !) A partir du nº 1548 la numérotation normale est reprise et maintenue jusqu'à la fin, nº 1655. On a rectifié au crayon les inscriptions fautives.

Ont été omis les nºˢ 1503, 1539, 1553, 1594, 1601 et 1602.

Frontispice de thèse au XVIIIe siècle.

COLLECTION IN-QUARTO

C'est également à H.-Th. Baron, le père, que revient le mérite d'avoir créé cette Collection. Pendant dix ans il recherche sans relâche et parvient à trouver les éléments qui devaient la constituer. De 1713 à 1721, il avait lui-même réuni tout ce qui existait de plus ancien, publié dans ce format et remonta, de la sorte, jusqu'à 1597 : les premières impressions sont rarissimes. Il classa soigneusement tous ces documents et les fit relier avec une sollicitude qui en porte témoignage en cinq fort volumes in-4°. Donnés par lui à la Faculté, ces précieux recueils furent déposés à la Bibliothèque sous le décanat de son fils, en 1753.

A ces cinq premiers volumes, qui vont de 1597 à 1691, H.-Th. Baron fils en ajouta sept autres, conduisant la série de 1691 à 1754. La collection fut continuée par ses successeurs, qui y ajoutèrent quatre volumes s'arrêtant à 1778. Soit un total de 16 volumes très complets de thèses rangées régulièrement dans l'ordre chronologique et embrassant une période ininterrompue de cent quatre-vingts ans.

Portrait de la Thèse in-quarto.

Première thèse quodlibétaire, de médecine ou de physiologie; deuxième quodlibétaire, de pathologie ou de thérapeutique; cardinale ou d'hygiène; médico-chirurgicale ou de chirurgie, ces documents se présentent sous la forme suivante.

Les thèses in-4° offrent, dans leur ensemble, moins de variantes que celles in-folio. Dès le début, elles commencent par cette formule : QUAESTIO MEDICA || *Quod libetariis disputationibus mane discutienda in Scholis medicorum Die Jovis*... Ce titre ne change plus jusqu'en 1725, époque à laquelle on introduit la formule votive : DEO OPTIMO MAX [sic] || *Uni et Trino Virgini Dei parae* || *et S. Lucae Orthodox. Medicorum patrono*, qu'on trouve pour la première fois sur la thèse de F. Méry du 11 janvier 1725. Désormais cette formule ne changera elle-même jamais plus (1).

Suit l'indication du Président, comme sur les thèses in-folio, et le sujet, dans la même forme interrogative. Alors commence la discussion avec indication, de I à V de chaque corollaire : ce dispositif se maintient jusqu'à la Révolution. En dernier lieu la conclusion : *Ergo*... affirmative ou négative. A la fin : *Proponebat* ou *Afferrebat Parisiis N*... ; lieu d'origine et titres du personnage (2) ; la date : *Anno Domini*

---

(1) Par exception, une du 9 février 1736 la résume par ces trois lettres : D. O. M. Son exemple n'est pas suivi, si ce n'est rarement.

(2) C'est en 1752 qu'on commence à spécifier si le candidat est l'auteur de la thèse. La première mention qui en est faite est, sauf erreur, pour celle de J.-B. Basseville, du 14 février : *Theseos Author*. Dans la suite, la mention est faite régulièrement.

ou *Anno Salutis* ou *A. R. S. H. anno... A sexta ad meridiem* (1).

Au début les thèses se composent d'un double feuillet de 4 pages à peine remplies, et depuis Louis XIV jusqu'à la Révolution, il en sera à peu près ainsi ! Des thèses de 4 ou 10 feuillets sont moins nombreuses. Quelques-unes ayant une vingtaine de feuillets ou, comme celle de Th. de Bordeu (du 25 février 1754), qui a 74 pages, sont plus exceptionnelles encore. Il y en a peu qui soient traduites en français. Citons celle de F.-A. Ledran, du 5 janvier 1713 : *S'il est des signes qui assurent de la puissance des hommes autant que le sont ceux qui répondent de la sagesse des filles.*

Rarement ces thèses comportent des notes marginales. Nous en avons vu une imprimée sur deux colonnes, celle de L. de Santeul, vers 1736, avec le latin, d'un côté ; la traduction française, de l'autre. Les caractères sont de force ordinaire ; un petit nombre sont en minuscules très réduites, comme celle de E. M. Geoffray, du 13 mars 1721.

Le nom de l'imprimeur apparaît de bonne heure. Jusqu'à 1662 on voit se succéder ceux de Nicolas Boisset, Bapt, Négo, et François Muguet. Mais après 1662, à part quelques noms isolés comme Louis de la Fosse, Gabriel Targa, et Guillaume Adam, c'est François Muguet, *Regis Typographus, via Citharae*, qui détient en quelque sorte le monopole de ces impressions, jusqu'à l'apparition de J. Quillau, qui le supplante définitivement en 1713. La première thèse qui

(1) Ce n'est qu'à partir de 1715 qu'on indique ces heures. La mention apparaît pour la première fois sur la thèse de Peaget, du 14 novembre. Mais à partir de ce moment elle ne manque jamais. Elle change seulement en 1778. Sur celle de A. Mathey, qui est du 26 juin, elle devient : *Ab octava ad meridiem* et persiste ainsi jusqu'à la fin.

porte la marque du fameux imprimeur est celle de E.-M. Duverney, du 3 février 1713. A partir de ce moment et jusqu'à ce que la Faculté rende l'âme, Quillau restera à son poste d'imprimeur de l'Ecole après avoir été celui de l'Université. Sa première adresse porte : *Apud Jacobum Quillau Typographum juratum Universitatis in via vulgo dicta Galante.*

Dès les débuts, on voit une lettre ornée au commencement de la thèse : à partir de 1662 et jusqu'en 1721, c'est une initiale noire et peu grosse. En 1722, reparaît la lettre ornée, assez grande et, dès ce moment, on en trouve à toutes les thèses sans beaucoup de variantes, généralement ornées de paysages, d'un caractère décoratif fort terne. Peu ou pas de cartouches ni de culs-de-lampe.

Comme frontispices c'est, au début, une simple bande de vignette, en tête de la thèse et quelquefois un ornement plus fourni. Mais qu'il s'agisse d'un vague triomphe de Diane, d'un écusson royal dans un méchant arrangement, ou d'une falote figure religieuse, les sujets sont d'une lamentable mesquinerie. Ils se ressentent à peine de l'évolution si importante de l'art décoratif, au cours du XVIIIe siècle. D'ailleurs, tous ces rinceaux, vases, paniers, dans leur pauvreté d'invention, ne se renouvellent pour ainsi dire pas et, d'un siècle à l'autre, se retrouvent sans aucun changement. On est désolé en voyant paraître à l'aurore de la Révolution, en 1789 même, des clichés fabriqués à l'époque du siège de La Rochelle. Corvisart, futur médecin de Napoléon, orne sa thèse d'un frontispice qui remonte à la fin du règne de Louis XIV (1) !

Et que dire de l'allégorie, en quelque sorte officielle

---

(1) Nous avons relevé patiemment et fidèlement, dans les 16 ou 18 volumes de ces thèses, ces différents motifs : c'est pour la première fois qu'ils apparaissent sur les thèses dont nous donnons

et si répétée, représentant les armes de la Faculté (1)? Soit que celle-ci la fasse graver à ses frais, soit qu'elle l'ait suggérée à l'imprimeur ou imposée, au moment où paraît cette allégorie pour la première fois, le 9 août 1743, elle est exécutée du mieux qu'on a pu, sans doute, mais combien grossièrement! Et le désir de la Faculté est évidemment de la voir figurer le plus souvent possible. En fait, le même cliché sert à des générations entières et quand, fatigué de servir, épuisé peut-on dire, ce cliché se fendille et se casse, on le recommence identique! — Que dis-je? On le recopie mais infiniment plus mal, à près de cent ans de distance et à l'époque où fleurissent en France les plus merveilleux graveurs. Le bois que va supprimer la Révolution est une honte (2).

Sans doute, quelques tentatives de changement ont eu lieu au cours des âges; on a introduit dans la place un Esculape, assez drôle, ramassé dans quelque obscur recoin (3). Une seule composition un peu

---

ci-après les numéros; dans la suite, ils sont naturellement reproduits un nombre incalculable de fois.

En tête et frontispices différents.

Vol. I, n°s 48, 57, 64, 67, 113, 143, 144, 148, 153. — Vol. II, n°s 38, 90, 94, 125, 154. — Vol. III, n°s 142, 159, 161. — Vol. IV, n°s 13, 44, 67, 69, 84, 85, 151. — Vol. V, n°s 7, 27, 44, 66, 76, 81. — Vol. VI, n°s 13, 16, 54, 67, 104. — Vol. VII, n° 21. — Vol. VIII, n°s 26, 173, 156. — Vol. XI, n° 78. — Vol. XII, n° 77. — Vol. XIII, n° 73. — Vol. XV, n°s 13, 100. — Vol. XVI, n°s 22, 31, 52, 65 et 85.

(1) Un vaste écusson ovale, avec les armes de la Faculté, portant une couronne et surmonté d'une banderole avec la devise *Urbi et orbi Salus*. Il est soutenu par deux personnages allégoriques ailés, l'un tenant un miroir, l'autre un bâton entouré d'un serpent : *Haec evocat Orco*. D'un côté, une cigogne ou un pélican; de l'autre, un coq : *Vigilantiâ custos*. Gravé sur bois et non signé. Voyez-en la figure, p. 20.

(2) C'est le 17 nov. 1785 que cette reproduction fait son apparition.

(3) Ecusson ovale aux armes de la Faculté, soutenu par un génie ailé tenant un miroir. D'un côté, Esculape drapé, muni de

plus fine, plus artistique, gravée en taille-douce, apparaît sur la thèse de A. Belanger, du 5 mars 1767 : il est vrai que l'intéressé avait, dans le cas, payé de sa personne, si l'on en juge par les signatures. Mais, par ce que cette image est meilleure, semble-t-il, on ne l'emploiera pas : ce frontispice en effet ne se montre que deux fois (1) ! On sent bien là l'horreur de la Faculté pour le changement, son désir de l'immuabilité, de la pérennité à laquelle elle prétend : nous verrons bientôt les conséquences de cet esprit.

Dans les dédicaces seules, offrant les armoiries des personnages auxquels la thèse est dédiée, on trouve un effort vers le goût (2). Nous signalerons en particulier celle de Humbert, du 31 mai 1759, dédié au duc de Bourgogne, qui est charmante. Comme l'a fait justement remarquer M. Steinheil, les attributs de la composition — instruments de musique — sont en rapport avec le sujet de la thèse : *An sanitati Choreæ ?*

Quant aux illustrations pour l'éclaircissement du texte, elles sont pour ainsi dire inconnues. La première que l'on rencontre dans ce cas est celle de J. Busson, du 6 mars 1742, accompagnée d'une plan-

---

son bâton entouré d'un serpent, désigne du doigt un alambic placé devant lui ; de l'autre, de petits génies procèdent à des dissections anatomiques sur un animal, ou à des inspections au microscope. Attributs des sciences physiques et naturelles. Gravé sur bois, signé : *Peltier in.* — *Pauseron, f. 1771*. Voyez-en la figure, p. 5.

(1) Les armes de la Faculté rayonnant au milieu des nuages, soutenues par deux génies ailés, dont l'un tient un miroir ; l'autre, le bâton d'Esculape, dans un encadrement rectangulaire. Signé : *Belanger, Arch. inv.* — *Ransonnette sculp.* (Thèses : 5 mars 1767 et 23 avril 1772). Voyez-en la figure, p. 73.

(2) On les trouve aux thèses portant les numéros suivants : Vol. I, n° 46. — Vol. III, n°s 143, 146. — Vol. IV, n° 161. — Vol. V, n° 31. — Vol. VI, n° 103. — Vol. VII, n° 54. — Vol. VIII, n° 91. — Vol. IX, n° 8. — Vol. X, n°s 112, 132. — Vol. XII, n° 83. — Vol. XIII, n°s 34, 37, 72. — Vol. XV, n°s 7, 13. — Vol. XVI, n°s 30, 51.

che gravée en taille-douce montrant la carie des vertèbres (1).

Il ne nous reste plus qu'à présenter la deuxième catégorie des thèses, dites quelquefois antiquodlibétaires: Paranymphes ou de licence, vespérales ou doctorales, pastillaires ou de régence, ces documents se présentent sous la forme de simples placards de même format in-4° que les autres thèses, imprimés d'un seul côté dans le sens de la plus grande longueur. Ils indiquent la date précise de la soutenance de la thèse, son

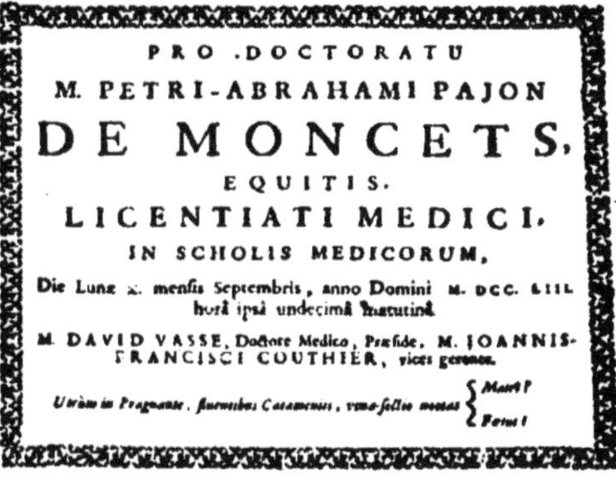

PRO DOCTORATU
M. PETRI-ABRAHAMI PAJON
DE MONCETS,
EQUITIS.
LICENTIATI MEDICI,
IN SCHOLIS MEDICORUM,
Die Lunæ x. mensis Septembris, anno Domini M. DCC. LIII. horâ ipsâ undecimâ matutinâ.
M. DAVID VASSE, Doctore Medico, Præside. M. JOANNIS-FRANCISCI COUTHIER, vices gerente.
Utrùm in Praegnante, fluentibus Catameniis, vena-sectio noceat { Matri? Foetui?

Placard pour le doctorat de Pajon de Moncets réduit au tiers.

espèce, son sujet et le nom du répondant. Rangées (avec quelques interversions) dans l'ordre chronologique, ces thèses sont reliées, dans chaque décanat, à

(1) Les seules autres sont de H.-J. Macquart, du 25 avril 1754 : *An scalpello vagina recondito cystitome lateralis perfectior ?* (Une pl. en taille-douce montrant les instruments.) — A. Roux, du 18 mars 1762. (Une pl. en taille-douce : *Corset orthopédique.*) — Ed. Cl. Bourru, du 14 mars 1766. (Grav. sur bois, dans le texte : *Catheter en position.*) — L.-A.-P. Herissant, du 24 nov. 1768. (Une pl. en taille-douce : *Os pariétal d'embryon humain*, etc.) — J.-L. de Villers, du 8 mars 1771. (Une gravure en bois, dans le texte : *Boulets de charbon de terre.*) — A.-V.-L.-A. Leroy, du 1er avril 1783. (Grav. en taille-douce, dans le texte : *Un demi-berceau.*)

la suite des quodlibétaires. Elles furent recueillies par les soins de H.-Th. Baron, car on n'en rencontre que dans les volumes correspondant à son décanat : apparaissant dans le volume VI, elles cessent en 1754 ; au delà on n'en trouve plus.

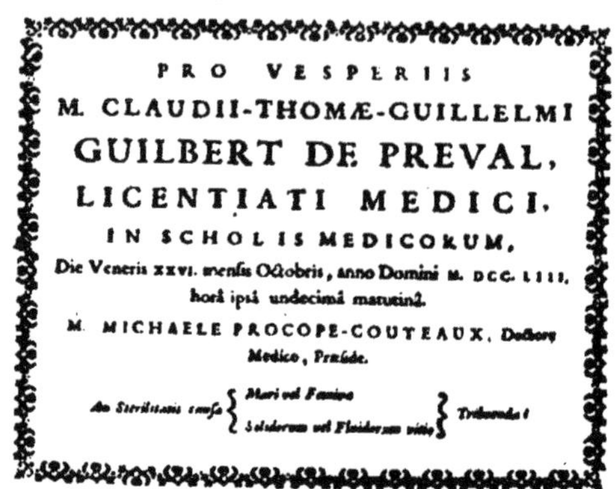

PRO VESPERIIS
M. CLAUDII-THOMÆ-GUILLELMI
GUILBERT DE PREVAL,
LICENTIATI MEDICI,
IN SCHOLIS MEDICORUM,
Die Veneris XXVI. mensis Octobris, anno Domini M. DCC. LIII,
horâ ipsâ undecimâ matutinâ.
M. MICHAELE PROCOPE-COUTEAUX, Doctore Medico, Præside.
An Sterilitatis causa { Maris vel Feminæ / Solidorum vel Fluidorum vitio } Tribuenda?

Placard de l'acte de Vespéries de Guilbert de Préval, réduit au tiers.

Les Commentaires font mention régulièrement de leurs sujets à partir de 1576 et les documents eux-

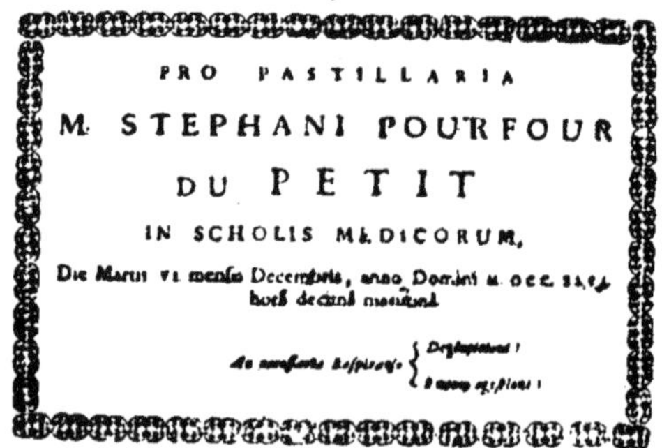

PRO PASTILLARIA
M. STEPHANI POURFOUR
DU PETIT
IN SCHOLIS MEDICORUM,
Die Martis VI mensis Decembris, anno Domini M. DCC. [illegible]
horâ decimâ matutinâ.
An [illegible] Respirationi { [illegible] / [illegible] }

Placard de l'acte pastillaire de Pourfour du Petit, réduit au tiers.

mêmes n'existant ici qu'à partir de 1730, cela fait donc une lacune de 154 ans d'une part, et de 79, de l'autre, soit de 233 ans. Mais, empressons-nous de le dire, la perte n'est pas grave : comme on l'a vu au début de cette étude, ces sortes de thèses n'étaient que discutées de vive voix, sans être imprimées. Dès lors, il suffit que nous possédions aujourd'hui, sous une forme ou sous une autre, mais au complet — et c'est ce qui est — les sujets de ces exercices oratoires (1).

Nous allons maintenant faire connaître la distribution de ces thèses dans les volumes :

Vol. I. — Titre calligraphié, sur parchemin avec lettres à or et couleurs, dans un encadrement à fond jaune : THESES || *tam quodlibetariæ quam* || *cardi*NALITIAE IN SCHOLIS || SALUBERRIMAE FACULTATIS || MEDICINAE PARISIENSIS || *propugnatae* || *A die Jovis 30 Januarii 1599 ad* || *diem Jovis 4 Januarii anno 1674.* || *Cura et studio M. Hyacinthi* || *Theodori* BARON *D. M. P.* || *in ordinem digestae* || ANNO DOMINI || MDCC X III.

En regard, sur la feuille de garde, de la main de H.-Th. Baron fils, la mention : « Pretiosam hanc et completissimam Thesium omnium || forma in-4° in Facultate medica || Parisiensi editarum || Et in quinque voluminibus nitide colligatarum || Bibliothecae publicis usibus destinatae || ornamentum dedit || Nec non suae erga Facultatem venerationis et observantiae || Monumentum || Hyacinthus Theodorus Baron antiquus Facultatis || Decanus || M. Hyacintho Theodore Baron, ejus filio, anno 1753. »

Les thèses réunies ont reçu une numérotation particulière portant leur nombre à 194 et, en outre, une

(1) C'est très exceptionnellement que ces thèses fournissaient matière à une rédaction soit manuscrite, soit imprimée. On en cite cependant quelques-unes de ces dernières qui sont célèbres, et nous signalerons d'autre part, dans le manuscrit de la B. F. M. P. 2037 (ancien 24) une vingtaine de thèses ou minutes de thèses vespérales et doctorales, vers 1686, plus ou moins signées et datées.

pagination manuscrite continue de 904 pages. A la fin, index de 9 feuillets manuscrits, donnant la liste des thèses, sans indication de dates ni des noms des présidents ou Bacheliers.

C'est seulement à partir de la thèse n° 62 que commence la suite régulière des thèses de format in-4°. Les précédentes ne représentent qu'une fraction de celles soutenues antérieurement, depuis 1597, et qui sont au complet dans la collection in-folio. Au bas de la thèse n° 60, Sue a écrit : « Cette thèse est la 1133e du tome VII in f° des thèses de la Faculté. Cependant H. Baron fait la remarque dans le *Series chronologica Quaestionum*, p. 51, que c'est au mois de novembre 1662 (1) que les thèses, qui auparavant étaient imprimées in-folio, ont commencé à l'être in-4°. » — Suivant l'avis de Baron, on comprend sans doute qu'après novembre 1662 — ère classique de la thèse in-4° — on eût réimprimé dans ce format des thèses antérieures à cette date, produites en in-folio (comme c'est le cas du n° 37, « editio octava anno 1666 » d'une thèse de 1643). Mais le même fait s'est produit avant 1662 et c'est le cas de presque toutes les premières thèses de ce volume I (2).

Comme nous avons vu d'autre part que les thèses in-folio se poursuivent jusqu'en 1724, la remarque de H.-Th. Baron paraît, sous sa forme du moins, assez

(1) Sue a inscrit par erreur : 1762.

(2) La thèse 22, par exemple, porte « Præponebat Lutetiæ Joannès Bonnier... anno 1627 » et au-dessous : « Prostant exemplaria apud Nicolaum Boisset, typ. 1647. » La réimpression in-4 de cette thèse avait eu lieu vingt ans après son exécution en in-folio. Pour la thèse 28, le même fait ne s'était produit que trois ans après. Le n° 34 porte : editio secunda 1647, d'une thèse de 1633. Par contre, les thèses n° 24 (de 1618), 32 (de 1631), 35 (de 1639), 39 (de 1644), 41 (de 1645), etc., ne portent aucune mention spéciale et auraient pu être imprimées, non après coup, mais en même temps in-fol. et in-4.

maladroite. Nous résumerons en disant que les thèses de la Faculté de médecine de Paris, d'abord manuscrites, étaient primitivement imprimées de format in-folio. Dès le XVIIe siècle (tout en continuant à être éditées en in-folio), elles commencèrent à être imprimées en in-4 ; cette pratique devint quasi-officielle en novembre 1662, mais sans exclure complètement celle de l'impression en in-folio qui persista concurremment jusqu'en 1724.

Vol. II. — Titre calligraphié sur parchemin, avec lettres à or et couleurs et encadrement, semblable au précédent sauf les dates *a die Jovis 4 Januarii 1674 ad diem Jovis 2 Januarii anni 1691*. Sur la feuille de garde, même inscription. 168 thèses numérotées comme au précédent et pagination continue du volume de 726 pages, indiquée seulement sur le recto du 1er feuillet de chaque thèse, à la fin, index de 9 feuillets manuscrits, comme le précédent.

Vol. III. — Titre calligraphié sur parchemin, avec lettres à or et couleurs et encadrement à fond rouge, le même qu'aux précédents sauf les dates *a die Jovis 2 Januarii 1691 ad diem Jovis 2 Decembris anni 1704*. Sur la feuille de garde même inscription que ci-dessus. 167 thèses numérotées et pagination continue, comme au précédent, de 804 pages ; de même, index de 7 feuillets manuscrits.

Vol. IV. — Titre calligraphié sur parchemin, avec lettres à or et couleurs et encadrement sur fond bleu, le même qu'aux précédents, sauf les dates *a die Jovis 15 januarii 1705 ad diem 19^{m} januarii 1720* [sic, lisez : *decembris*], et l'année de la formation du volume : 1721. En regard, grand portrait gravé, en taille-douce, sans marge, plié. Sur la feuille de garde même inscription que ci-dessus. 161 thèses numérotées ; pagination continue de 789 pages ; index de 8 feuillets manuscrits.

Vol. V. — Titre calligraphié en noir, sur parchemin avec encadrement simple à vignettes, semblable aux précédents, sauf les dates *a die Jovis 16 Januarii 1721 ad diem Jovis 23 Novembris 1730* [sic.]; et l'année de la formation du volume : 1731. Sur la feuille de garde, même inscription qu'aux précédents, 95 thèses numérotées, sans pagination continue, ni index.

Vol. VI. — Titre manuscrit en gros caractères : THESES || ET QUESTIONES MEDICAE || IN SCHOLIS PARISIENSIBUS || DISCUSSAE ET AGITATAE || M° HYACINTHO THEODORO || BARON DECANO || A DIE SABBATI 4° 9 bris 1730 || AD DIEM SABBATI 6 um 9 bris 1734. || PRIOR DECANATUS. || *Collegit, ordinavit et in Facultatis Bibliotheca reposuit* || *Hyacinth. Theod. Baron fil. Decanus, anno 1751.* (A la thèse 51, sur un feuillet : *Posterior Decanatus.*)

A partir de ce tome VI, qui contient 141 thèses numérotées, les titres sont simplement manuscrits sur papier et sans encadrement. Ils ne comportent plus d'index ni de pagination continue. Par contre, les volumes contiennent, outre les thèses quodlibétaires, etc., des placards de thèses vespérales, doctorales et pastillaires, etc.

Vol. VII. — Titre manuscrit de la main de Baron : THESES || ET QUAESTIONES MEDICAE OMNES || IN SCOLIS PARISIENSIBUS AGITATAE ET DISCUSSAE || A MENSE NOVEMBRIS 1734, AD MENSEM NOVEMBRIS 1740. || DECANIS || *M° Michaele Ludovico Reneaume de la Garanne* || *M° Ludovico Claudio Bourdelin* || *M° Joanne Baptista Chomel. M° Urbano Leaulté* || *Collegit...* etc.

161 Thèses et pièces numérotées. En tête, mention manuscrite du premier décanat. *A die sexto mensis Novembris anni 1734* || *ad diem tertium mensis Novembris anni 1736.* A la thèse 48, mention du 2e

décanat: *Adie tertia mensis Novembris anni 1736* || *Ad diem octavam mensis Novembris 1738* A la thèse 109, mention du 3e décanat: *A die duodecima mensis Novembris 1738* || *ad diem quartam mensis Julii anni 1740* || *quo fato functus est.* A la thèse 148, mention du 4e décanat: *A die sexta juli anni 1740* || *ad diem quintum Novembris ejusdem anni.*

Vol. VIII. — Même titre manuscrit qu'au précédent, sauf les dates *A mense Novembris 1740 ad mensem Novembris 1744 Mo Elia Col de Vilars Decano.* En tête, mention: *Prior Decanatus* || *Mi Eliæ Col de Vilars* || *a die quinta mensis Novembris 1740* || *ad diem tertiam Mensis Novembris 1742.* Et à la thèse 130: *Posterior decanatus...* || *a die tertia mensis Novembris 1742* || *ad diem septimam mensis Novembris 1744.* En tout 253 thèses et pièces numérotées.

Vol. IX. — Même titre manuscrit qu'au précédent, sauf les dates: *Mo Guillelmo Josepho de l'Epine* || *Decano* || *a die septimo mensis Novembris anni 1744* || *ad diem duodecim Novembris anni 1746.* En tout 111 thèses et pièces numérotées.

Vol. X. — Même titre manuscrit qu'au précédent, sauf les dates: *Mo Joanne Baptista Thoma Martinenq* || *Decano* || *a die 12a 9bris 1746, ad diem 7am 9bris 1750.* En tête, mention manuscrite *Prior Decanatus* || *Mi Joannis Baptistae Thomae Martinenq* || *a die 12a 9bris 1746, ad diem 8am 9bris 1748.* Et à la thèse 89, *Posterior Decanatus...*, a die 8a 9bris 1740 *ad diem 7am 9bris 1750.* En tout 206 thèses et pièces numérotées.

Vol. XI. — Titre imprimé: THESES || PHYSIOLOGICÆ || HYGIASTICÆ || PATHOLOGICÆ || ET || CHIRURGICÆ || IN SCHOLIS || MEDICORUM PARISIENSIUM || PROPUGNATÆ || *ab anno 1750, mense 9bris* || *Mo Hyacintho Theodora Baron Decano.* || *Collegit...*

etc., || *Parisiis MDCCLII.* Les dates seules manuscrites. 172 thèses et pièces numérotées. En frontispice portrait de H.-Th. Baron fils, gravé par Littret de Montigny, découpé en ovale, avec son inscription découpée et rapportée.

Vol. XII. — Même titre imprimé qu'au précédent, sauf les dates : *ab anno 1752, mense 9 br.* || *ad annum 1754 mense 9 br.* 133 thèses et pièces numérotées. Ce volume commence avec la « *Continuatio* » du catalogue de Baron.

Vol. XIII. — Faux-titre THESES || MEDICÆ || PARISIENSES et même titre imprimé qu'au précédent, mais sans dates (1) et avec l'année d'impression MDCCLXXII. [14 nov. 1754 — 29 avril 1760].

Vol. XIV. — Mêmes faux-titre et titre imprimés qu'au précédent. 108 thèses et pièces numérotées. [13 nov. 1760. — 25 mars 1766].

Vol. XV. — Mêmes faux-titre et titre imprimés qu'au précédent. 136 thèses et pièces numérotées. [4 déc. 1766. — 29 mai 1772].

Vol. XVI. — Mêmes faux-titre et titre imprimés qu'au précédent. 133 thèses et pièces numérotées. [12 nov. 1772. — 21 mai 1778](2).

---

(1) Le tableau d'ensemble ci-après précise les dates.

(2) Les différents volumes de ces deux collections se trouvent fidèlement consignés sur un relevé officiel qui figure dans le manuscrit 2009 (ancien 16) de la B. F. M. P.

Catalogus librorum Facultatis medicinae parisiensis Bibliothecam componentium... Hyacintho Theodoro Baron Decano, anno 1733.

Page 247 : « *Libri qui Facultatis medicinæ parisiensis Bibliothecæ accesserunt, M. Hyacinthe Theodore Baron Decano a mense novembris 1750 ad mensem 9 br 1754.*

Page 248. « Theses in Scholis Facultatis medicinae parisiensis agitatae et discussae ab anno 1613 ad annum 1724 ».

« Ce recueil, composé de thèses données à la Faculté par MM. Chomel, Bertrand, Payen, Marteau, a été fait et mis en ordre par M. H.-Th. Baron, doyen, folio magno. Cinq volumes. Parchemin.

COLLECTION IN-FOLIO

VOL.	Nos ms.	ANNÉES	Nos des thèses	NOMBRE
I	72	du 18 Nov. 1539 au 14 Déc. 1589	1 à 226	226
II	73	— 1er Févr. 1590 — 17 Déc. 1609	227 à 411	184
III	74	— 14 Janv. 1610 — 14 Nov. 1619	411 *bis* à 593	182
IV	75	— 9 Janv. 1620 — 20 Déc. 1629	594 à 743	149
V	76	— 2 Janv. 1630 — 22 Déc. 1639	744 à 874	130
VI	77	— 5 Janv. 1640 — 31 Déc. 1654	875 à 1.031	156
VII	78	— 7 Janv. 1655 — 14 Déc. 1662	1.032 à 1.135	103
VIII	79	— 4 Janv. 1663 — 29 Déc. 1689	1.136 alias à 1.429 1.141	288
IX	80	— 5 Janv. 1690 — 16 Nov. 1724	1.430 à 1.655	225

COLLECTION IN-QUARTO

				Thèses et pièces
I	2322	du 30 Janv. 1599 au 19 Déc. 1673		194
II	2323	— 4 Janv. 1674 — 14 Déc. 1690		168
III	2324	— 11 Janv. 1691 — 11 Déc. 1704		167
IV	2325	— 15 Janv. 1705 — 19 Déc. 1720		161
V	2326	— 16 Janv. 1721 — 11 Mai 1730		95
VI	2327	— 23 Nov. 1730 — 20 Avril 1734		141
VII	2328	— 18 Nov. 1734 — 2 Juin 1740		161
VIII	2329	— 17 Nov. 1740 — 25 Juin 1744		253
IX	2330	— 26 Nov. 1744 — 31 Mars 1746		111
X	2331	— 17 Nov. 1746 — 16 Avril 1750		206
XI	2332	— 12 Nov. 1750 — 27 Avril 1752		172
XII	2833	— 26 Nov. 1752 — 27 Juin 1754		133
XIII	2334	— 14 Nov. 1754 — 29 Avril 1760		89
XIV	2335	— 13 Nov. 1760 — 25 Mars 1766		108
XV	2336	— 4 Déc. 1766 — 29 Mai 1772		136
XVI	2337	— 12 Nov. 1772 — 21 Mai 1778		133

Voici d'ailleurs pour les deux collections un tableau d'ensemble de la distribution des thèses par volume, avec l'indication de leurs dates extrêmes.

Ainsi cette dernière collection ne comprend que seize volumes. Tous les auteurs qui se sont occupés de la question n'en ont pas connu d'autres. On se demandait cependant si la Collection n'avait pas comporté autrefois un dernier volume : à cette époque, aucun

---

(En marge, de la même main) : « Ce recueil très incomplet a été remis à M. Baron père pour la Collection complète des Thèses en quatre beaux volumes in-folio depuis 1620 jusques en 1663. Vide pag. hujusce Catalogi 257.

« Theses in Scholis parisiensibus Facultatis medicinae agitatae et discussae ab anno 1662 ad annum 1730 et formà in-4° editae. Ce recueil, composé de Thèses données à la Faculté par MM. De Belestre, Hecquet, Payen et Geoffroy le fils, a été fait et mis en ordre par M. H.-T. Baron, doyen. Cinq volumes in-4°. Parchemin.

(En marge, de la même main). « Ce recueil très incomplet a été remis à M. Baron père pour la Collection complette des thèses en cinq (surchargé sur : quatre) beaux volumes in-4° depuis 1597 jusques en 1730. Vide paginam 257 hujus Catalogi ».

Suit, la liste des volumes portant actuellement les numéros : VI (1730-1734), VII (1734-1740), VIII (1740-1744), IX (1744-1746), X (1746-1750), XI (1750-1752). On se reporte alors à la page 257 et on lit : « Quaestiones medicae in Scholis parisiensibus agitatae ab anno 1539 ad annum 1620, 3 volumes in-folio ornés d'estampes, de dédicaces et portraits de médecins.

(Ex haereditate M. de Vandemesse.)

« Quaestiones omnes in Scholis parisiensibus agitatae ab anno 1620 ad annum 1663. » Quatre gros volumes in-folio ornés d'estampes, de dédicaces et portraits de médecins. Item à la fin du 4e volume une Collection de thèses de médecine des Facultés étrangères. Omnia et concessione M. Hyacinthi Theodori Baron Patris antiqui Facultatis Decani.

« Quaestiones medicae in Scholis parisiensibus agitatae ab anno 1663 ad annum 1724, deux gros volumes in-folio ornés d'estampes de dédicaces et portraits de médecins. (Ex. haereditate M. de Vandenesse.)

« Quaestiones medicae in Scholis parisiensibus agitatae et forma in-4° editae ab anno 1597 ad annum 1730. *Cinq beaux* volumes in-4° dorés sur tranche et ornés de portraits de médecins. Ex concessione M. Hyacinthi Theodori, Baron antiqui Facultatis Decani. »

trouble social ne justifiait —(comme il advint, au contraire, dans la période révolutionnaire, pour les *Commentaires*) — cet arrêt brusque. Il était vraisemblable que cette admirable collection eût été poursuivie jusqu'aux débuts de la République et cependant il faut aujourd'hui renoncer à croire qu'il en fut ainsi.

Déjà en effet, avant 1878, le premier qui en ait parlé, Chéreau, dans son Histoire manuscrite de l'An-

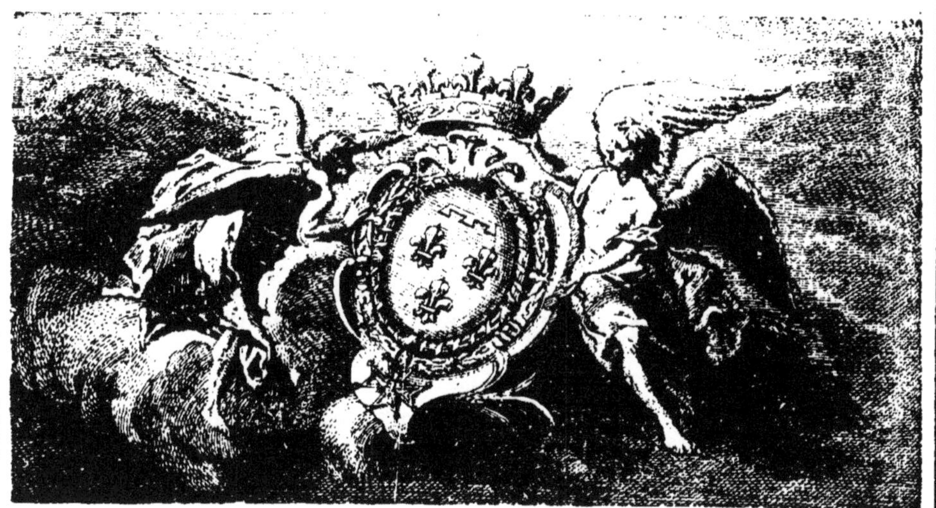

B. Audran s.

Frontispice de la thèse cardinale soutenue le 8 mai 1749, par le bachelier Allcaume et dédiée par lui au duc d'Orléans (in-4°).

cienne Faculté, signale bien les neuf volumes in folio; mais pour l'autre série, il se borne à dire qu' « elle se compose d'un plus grand nombre de volumes in-4° ». Toutefois, dans l'étude qu'il a publiée en 1878 : *Notice sur l'origine de la Bibliothèque de la F. M. P.*, l'auteur précise : « Ces thèses, dit-il, constituent un des éléments les plus importants de l'histoire scientifique et médicale de l'Ecole de Paris, depuis 1539 jusqu'à l'année 1778. » De même, de nos jours, Varnier cite cette collection, dans l'Introduction de ses *Commentaires*. Mais, sans en préciser le nombre, il mentionne que « les derniers volumes vont jusqu'en 1778 ».

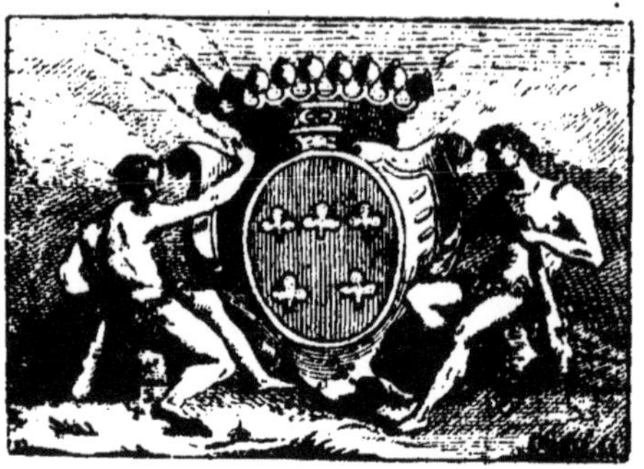

VIGILANTISSIMO

DECANO,

LUDOVICO-PETRO-FELICI-RENATO

LE THIEULLIER.

Hoc Opus, tibi consecrandum suasit grati studium animi, voluit Collegarum pietas ac reverentia, jussit Magistrorum amor & existimatio. Omnium cordi inhæres, prædicaris ore, oculis arrides. Hæc tua laus : hoc meum incitamentum.

Offerebat humillimus, addictissimus
& obsequentissimus servus,
J. F. J. ROUSSILLE DE CHAMSERU,
S. F. M. P. Baccalaureus Emeritus.

Frontispice de la thèse quodlibétaire soutenue le 28 avril 1772, sous la présidence de Pathiot. Elle forme 24 pages et contient 109 propositions, ce qui est très exceptionnel.

Cependant le Registre inventaire de la B. F. M. P., qui a été dressé sous la direction de Chéreau en 1878-79, attribue 17 volumes à cette collection et si l'on se rapporte à la fiche du Catalogue écrite de la main du même Chéreau, Bibliothécaire de la Faculté, on lit bien

1788. Mais l'indication du nombre des volumes est surchargée et portait primitivement le chiffre 16.

En réalité, la Collection des H.-Th. Baron proprement dite (continuée par leurs successeurs immédiats) n'a comporté et ne comporte que 16 volumes. C'est ce que reconnaît — et explique indirectement — Corlieu dans son Histoire de l'Ancienne Faculté (1); par deux fois, il en parle nettement : à la fin de son ouvrage, il compte sans doute 16 volumes, « plus, un *supplément*, dit-il

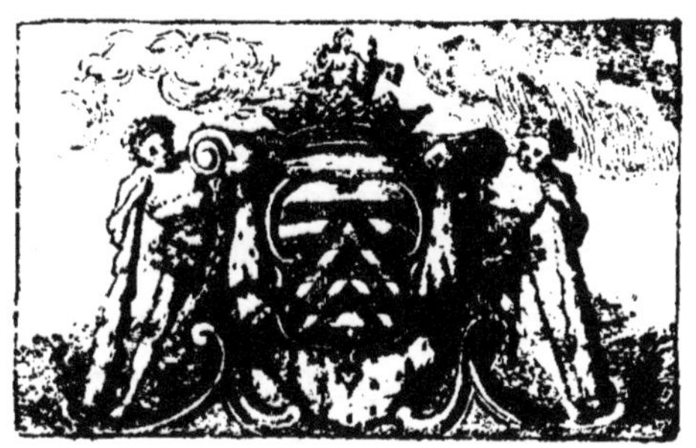

Armes du duc de La Rochefoucauld formant le frontispice de la thèse quodlibétaire que Levacher de Lafeutrie lui dédia le 22 janvier 1767.

jusqu'en 1788 » et, en regard de la page 47, il précise encore mieux : « la collection in-4° commence au 30 janvier 1597 et finit au 21 mai 1778 (16 volumes plus un de supplément *qui ne fait pas partie de la Collection*). »

C'est qu'en effet la Bibliothèque de la Faculté possède dans ses combles des recueils factices ou doubles morceaux divers de collections hétéroclites des thèses de l'ancienne Faculté et autres et, parmi ces fragments, figurait un volume très incomplet de thèses plus ou moins mélangées dont quelques-unes atteignaient l'an-

(1) Bibl. Nat. Res., t. VI, 789. Exempl. avec notes.

née 1788 (1). Et c'est ainsi qu'on peut affirmer que la Collection proprement dite de la Faculté s'arrêtait bien à 1778 (2).

Ceci dit, il ne faisait doute pour personne qu'on avait passé des thèses à la Faculté de Paris bien après cette époque et jusqu'au commencement tout au moins de la Révolution. Les *Commentaires* originaux s'arrêtent brusquement à novembre 1786 et, jusqu'à cette date,

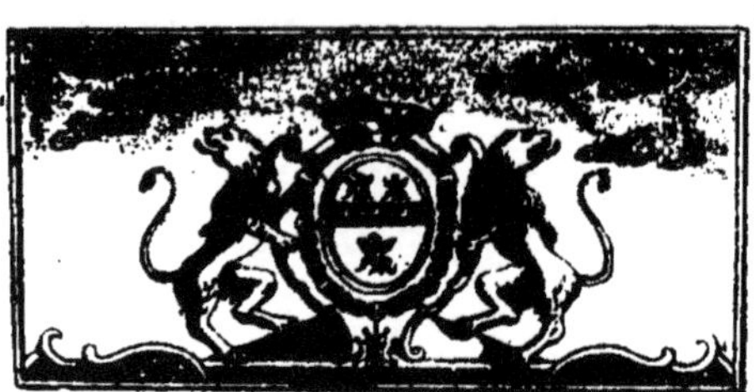

PATRI DILECTISSIMO

PETRO LALOUETTE,

EQUITI ORDINIS REGII,

DOCTORI MEDICO, ACTUS PRÆSIDI.

Frontispice de la thèse de Lalouette Junior dédiée à son père, le 20 janvier 1774.

font mention des thèses soutenues. Mais au delà? — Le recueil Monteil-Chasles des minutes des séances de la Faculté pendant la période révolutionnaire, s'ils

---

(1) Varnier en signalait un analogue contenant des thèses de 1781. Parlant de cette Collection, il écrivait : « Le dernier volume comprend les années 1772 à 1778 inclus. La dernière thèse est celle qu'a soutenue, le 21 mai 1778, Ch.-N. de Jussieu : *An in abscessu mediastini celebranda sterni terebratio?* De cette date au 21 décembre 1780, toutes les thèses manquent, au dire du Catalogue ; puis il s'en retrouve quelques-unes (de 1780 et 1781) dans un volume de mélanges in-4° portant au dos le n° 90.970 et le titre inexact : *Thèses de l'Ancienne Faculté de Médecine de Paris.* » (*Commentaires*, p. 701 note).

(2) La collection Th.-B. Bertrand — constatation fort intéressante — s'arrête d'ailleurs elle aussi à la même date.

témoignent encore de la vitalité de cette Faculté, ne mentionnent pas les thèses.

Corlieu, familier des collections de la maison où il fut Bibliothécaire, a cru pouvoir écrire qu'elles n'avaient pas dépassé 1789 et qu' « il n'y en a pas en 1790 ». Sue et Goulin, qui s'en étaient occupés aussi, n'avaient pas dépassé, dans leurs recherches, le premier, 1784 ; le second, 1786. Et Alexis Monteil, qui avait tenu dans ses mains les notes du doyen Bourru traçant la vie de la Faculté, du 3 novembre 1787 au 28 juillet 1792, en même temps que le Recueil manuscrit de Carrère sur les Thèses (1), parle de ce dernier ouvrage et de ses « dimensions », mais sans les élargir personnellement, ni nous donner ou préparer les moyens de le faire.

Nous en étions là dans ces recherches, c'est-à-dire dans l'impossibilité d'éclairer notre religion, encore que placé au milieu même du Sanctuaire qui devait contenir, semble-t-il, les éléments les plus complets du problème et de sa solution... C'est alors que nous trouvions, sur les quais de Paris, un volume que nous achetions pour quelques sous, et à première vue sans rapport avec la question ; le *Catalogue de la Bibliothèque scientifique de MM. de Jussieu, dont la vente aura lieu le lundi 11 Janvier 1858* (2). En le parcourant, nous tombions en arrêt devant une indication de la page 401 : *Theses medicae parisienses ab anno 1720 ad annum 1792, suppressa Facultate. Parisiis, 1720-1792. 6 vol. in-4° dont 4 en dem. rel. et 2 en feuillès (n° 3532).* C'était comme une preuve qu'on avait soutenu des thèses à la Faculté jusqu'à cette

(1) Amans-Alexis Monteil : *Matériaux manuscrits de divers genres d'histoire* (Paris, 1836, 2 vol. in-8).

(2) « Par le ministère de Me Boulouze, Commissaire-priseur, rue de Richelieu, 67. » Paris. Labitte, 1857, in 8°.

date extrême et que des exemplaires de celles-ci existaient. Malheureusement les recherches que nous fîmes pour retrouver l'acquéreur de la collection, aussi bien à l'hôtel des Ventes et auprès des successeurs du Commissaire priseur, que des successeurs de l'éditeur du Catalogue, M. Champion, restèrent vaines.

Nous entreprîmes de chercher en France et à l'étranger, notamment dans certaines villes d'Universités allemandes très réputées. Paris, nous l'avons dit, n'avait pas, dans ses grandes Bibliothèques, de quoi nous satisfaire et nous nous adressions à Montpellier, dont le souvenir de la très vieille Faculté de médecine hantait notre esprit. Quelle ne fut pas notre joie quand nous reçûmes de son Bibliothécaire, M. Girard, l'information que la Bibliothèque possédait une collection de Thèses de l'Ancienne Faculté de Médecine de Paris, ne commençant, il est vrai, qu'en 1691, mais se poursuivant jusqu'en 1793 en 6 volumes d'environ 200 thèses chacun (1). Nous n'eûmes de cesse que les deux derniers volumes ne parvinssent entre nos mains et c'est plein d'une sincère émotion que nous ouvrîmes ces recueils, considérés par nous, jusqu'à nouvelle information, comme uniques ou rarissimes, dans les Bibliothèques publiques.

Ces volumes, bien conditionnés et très propres, sont munis d'une reliure qui date du lendemain de la Révolution. Un rapide et sûr examen nous convainquit que la réunion des thèses y était au complet. Et malgré que les *Commentaires* originaux s'arrêtent en novembre

(1) La Collection se répartit ainsi :
I de 1691 à 1737. — 180 thèses, environ.
II de 1738 à 1762. — 150 —
III de 1763 à 1770. — 125 —
IV de 1771 à 1776. — 110 —
V de 1777 à 1782. — 136, thèses et pièces, exactement.
VI de 1783 à 1793. — 128 —

1786, nous allions donc pouvoir réaliser le Catalogue inédit des thèses de la Faculté jusqu'à ses ultimes limites !

Certes, ultimes. Dans la collection des de Jussieu, en effet, la date extrême, 1792, suivie des mots : *suppressa Facultate*, indiquait qu'il n'avait pas été soutenu de thèses à Paris après cette date. Cela était vraisemblable, mais cela n'était pas vrai. On reste étonné, au surplus, de la vitalité de ce corps, si vieilli. Les derniers moments de son existence à l'aurore de la Révolution française nous sont mal connus, et la collection dont nous soumettons au public pour la première fois le catalogue complet est peut-être faite pour les éclairer d'un nouveau jour.

Dans son histoire de l'*Enseignement supérieur en France (1788-1889)*, M. L. Liard nous fait assister à son agonie. Au milieu des troubles qui déchirent la France, à travers ces décrets qui suppriment une institution mais pour la laisser subsister partiellement et dans des conditions chaque jour plus restrictives, décrets rendus contre les corporations laïques ou ecclésiastiques et plus ou moins suspendus ou ratifiés, on ne recueille qu'une lamentable impression d'incertitude et de précarité. Tout chancelle, tout tombe, et si la Faculté de Médecine s'écroule enfin comme les autres, nous devons à la vérité de dire que c'est, pour elle, bien au dernier moment. « C'en était bien fini, dit M. Liard, des Universités, des Facultés et des collèges : on ne parlait plus des Facultés de Médecine et de Droit. » Et, pour signaler une des suprêmes manifestions de la vie de ces établissements, l'auteur mentionne qu'une élection avait encore eu lieu en 1792 pour une place d'agrégé à la Faculté de Droit. » Mais, à la Faculté de médecine, on voit d'autres preuves de son activité ou de sa résistance et surtout à une date bien plus tardive, c'est-à-dire plus proche de la suppression définitive, ne serait-ce que ces thèses qui témoignent de la régularité des études (1).

Si l'on considère la forme même des thèses, on voit qu'elle ne change pas. La République est proclamée : sans broncher, la Faculté, supprimant l'ancienne formule, fait dater ses thèses « de la première année de la République ou *Secundi recuperatæ libertatis anni* et continue à fonctionner. Dès le 27 février 1791, dans la dédicace de la thèse qu'il adresse à de

(1) Jusqu'au 2e semestre de 1792, on suit la marche régulière des examens et différents actes, sous la plume même du Doyen en exercice, dans le vol. des minutes des séances, aux dates suivantes :

F° 7. 10 déc. 1787. Election des examinateurs des Bacheliers pour l'examen de chirurgie.

F° 9. 22 déc. 1787. Les examinateurs font savoir que les instruments chirurgicaux sont détériorés. Le doyen propose que les Bacheliers payent chacun 24 livres pour leur réparation.

F° 10. 22 déc. 1787. Comptes rendus des Maîtres qui ont examiné les Bacheliers dans la tentative de Chirurgie.

F° 15. 12 janv. 1788. Au sujet de la thèse quodlibétaire de Dupré.

F° 23. 23 févr. — Supplique des candidats.

F° 27. 8 mars — Admission des candidats aux examens du Baccalauréat.

F° 33 v°. 19 mars — Admission des Bacheliers émérites.

F° 36. 28 juin — Compte rendu de l'examen des Bacheliers sur la matière médicale.

F° 37. 19 juillet — Examen des Bacheliers *de practica*.

F° 39. 31 août — Paranymphes de Me Asselin.

— 1er sept. — Ordre des licenciés. « D. Chevreul Ac. Cancellarius primo licentiando quæstionem sequentem proposuit : *An in curatione morborum exspectanda sit crisis aut præcavenda?* — Cui, ubi eleganter a Dr Asselin satisfactum fuit, omnes benedictione apostolica fuerunt donati, juramentumque solitum ad altare S. Martyrum praestiterunt.

F° 42. 1er sept. 1788. Ordre des licenciés.

F° 44. 10 sept. — Vespérales et doctorats.

F° 62. 13 févr. 1790. Election des examinateurs pour la Chirurgie.

F° 66. 6 mars — Election de trois candidats.

F° 82. 27 juillet — Election des bacheliers émérites.

F° 92. 26 nov. 1791. Examen de Chirurgie des Bacheliers.

F° 94. 3 mars 1792. Examen de Pratique.

F° 95. 31 mars — Examen des Bacheliers. Le Doyen les invite à mieux faire *in posterum*.

Fourcroy, Louis Guilbert, renonçant au titre de *custos Divinitatis*, pris par quelques-uns de ses devanciers, s'y déclare délibérément *Libertatis tuendæ causæ miles*. Le cœur de l'*Alma parens* saignait sans doute à ces changements : son doyen, Pourfour du Petit, n'avait-il pas fondé de ses deniers une messe pour le roi Louis XVI... (1) ? Cependant la fête de l'Etre suprême se prépare, on va interdire aux ecclésiastiques, aux ministres des cultes d'être des instituteurs nationaux. Mais l'exergue des thèses de la Faculté, toujours conforme aux principes de l'Eglise, porte encore : *Deo Optimo Maximo. Virginique Dei paræ et S. Lucae...* La veille encore ses licenciés ont reçu la bénédiction apostolique et prêté le serment sur l'autel des Saint-Martyrs. Quillau est toujours imprimeur *Saluberrimæ Facultatis*.

Certes, des journées comme celle du 10 Août ou celles des massacres de Septembre peuvent bien avoir troublé quelque peu la régularité du régime intérieur de l'Ecole (2). Et dans ce temps, en effet, nous trouvons, au recueil de Montpellier, que trois thèses soutenues en 1792 (3). Mais, comme pour démentir notre supposition, le dit Recueil contient, justement à

(1) Il a figuré, sur un de ses jetons, la déesse Hygie sacrifiant sur un autel allumé avec cet exergue : PRO REGE, REGNO ET UNIVERSIT. PARIS, PRECES FUND.

(2) Il y avait, c'est vrai, des désertions. Le 27 juillet 1790, à l'occasion de l'examen des bacheliers émérites, le doyen prenait certaines dispositions « propter penuriam Doctorum... præsentes numero duodecim. »

(3) En général, comme le remarque M. L. Liard, sous l'ancien régime « on prend peu de grades, surtout en médecine » et on l'explique : « les frais d'études étaient beaucoup plus élevés à la Facultéde Médecine et l'énormité du chiffre auquel ils se montaient est certainement une raison du petit nombre des candidats aux grades. » Mais par là aussi la Faculté échappe-t-elle aux reproches formulés dans les réclamations des Etats généraux : « Ce dont on se plaint avec le plus de vivacité ce sont les abus qui résultent de la facilité parfois scandaleuse à conférer les grades. »

la suite de la dernière de ces thèses, un feuillet imprimé : convocation en règle, envoyée par le Doyen à ses collègues, le 15 décembre, pour la *Secunda mensis*, suivant l'usage séculaire !

Quant au mode de soutenance des thèses, il ne varie pas d'un *iota*. Louis XVI vient à peine d'être décapité : le 14 février 1793, la Faculté dispute encore, avec sang-froid, dans ses Ecoles.

Le nombre des docteurs qui ont prit part à cette suprême dispute, leurs noms, leurs fonctions, leur distribution, tout s'y trouve sans aucune modification ni omission qui trahisse la gravité de l'heure tragique.

Un curieux détail montre quel sentiment d'attachement inébranlable à ses principes, même de confiance, anime encore la Faculté. Nous le trouvons, cet indice, dans les toutes dernières notes du doyen en exercice. C'est à l'heure où la Convention abolit la Royauté, où l'ennemi envahit le sol français : rue Jean-de-Beauvais, nos docteurs régents font passer les examens aux bacheliers et comme ces derniers n'ont pas suffisamment bien répondu, le doyen les admoneste, les engage à se montrer à l'avenir plus à la hauteur de leur rôle... D'une plume consciencieuse, imperturbable, il note : *Retulerunt cl. Examinatores Baccalaureorum in examine suo de materia medicinali et postea collecti sunt suffragia. Aperto suffragio constitit Facultatem saluberrimam rata et grata habere responsa Baccalaureorum ita ut tamen invitentur a Decano ut persequeant sua studia de materia medica acriori animo ut melius satisfecient in posterum saluberrimæ Facultati, et sic conclusi. E. C. Bourru, Decanus.* » (Fonds Chasles, f° 97 et dernier. 8 juillet 1792.)

« *In posterum* », quelle assurance, et que d'espoir dans ce mot !

A la vérité, ce dossier Monteil-Chasles (appelé

quelquefois le tome 25 des *Commentaires*) est fruste et sommaire. Qu'on n'aille pas croire néanmoins que ce soit le signe d'un relâchement. Sans doute, avons-nous dit, les heures troubles que vivait alors la France devaient influencer, comme tant d'autres institutions, la vieille Faculté. Mais l'absence du dernier volume proprement dit des *Commentaires* provient d'une autre cause et que les historiens n'ont pas mise en relief : c'est pour nous l'occasion de la préciser.

Philip, doyen de la Faculté de 1780 à 1782, avait apporté plus que de la négligence à rendre ses comptes. Chaque doyen, au cours de ses fonctions, prenait des notes — (telles, celles que Bourru nous a laissées dans le Recueil cité) — dont il se servait, en sortant de fonctions, pour la rédaction, à tête reposée, et la mise au net bien complète de l'exposé de la gestion : il était tenu de l'inscrire de sa propre main sur les *Commentaires*. Or Philip, à la fin de son décanat, ayant laissé passer plusieurs années sans remplir ce devoir, dut être rappelé à l'ordre. La Faculté vota successivement dans ses assemblées de rigoureuses mesures pour le forcer à s'exécuter. La résistance de ce dernier dura longtemps. Il détenait chez lui les Registres et ne les rendait pas. En 1790, la Faculté se fâcha, reprochant à Philip de conserver par devers lui ces précieux Registres, *quod erit contrarium usibus saluberrimi ordinis*, si bien qu'enfin notre ex-doyen s'exécuta (1).

Le 29 janvier 1790, il remettait ces fameux comptes avec les *Commentaires* et tous les commissaires y apposaient leur signature. On lit à la page 633 du t. XXIV, en fin de la gestion d'un décanat qui s'achève au 2 novembre 1782, la curieuse mention : *Anno Domini* millesimo septengentesimo nonagesimo, *die vero veneris vigesima nona Januarii, hora post*

(1) Voy. Appendice A, ci-après.

meridiem tertia, Facultas saluberrima parisiensis convocata ut audiret Rationes posterioris anni Decanatus magistri Philip, a die sabbati tertia mensis novembris anni millesimi septengentesimi octogesimi primi ; ad diem sabbati secunda mensis novembris anni millesimi septingentesimi octogesimi secundi, gratas et ratas habet unanimi consensu Rationes numerarias supra scriptas !... (1).

Il avait donc fallu huit ans pour régulariser la situation. Mais ce retard allait lourdement peser sur les retranscriptions des décanats suivants. Nous avons examiné le volume en question : des indices particuliers nous prouvent que l'inscription des commentaires postérieurs à 1782 n'a pas été faite dans le même temps que Philip faisait la sienne et que ce travail ne put être commencé qu'après que Philip eut rendu les Registres et les comptes, c'est-à-dire à partir du 29 janvier 1790.

Or, si, à cette date, il y avait la matière de huit années à mettre à jour, qui ne comprend que le temps ait fait défaut à nos scripteurs? La dernière reddition de comptes est faite le 25 nov. 1791 pour le décanat de Henri Sallin, qui remonte à 1784-85 ! Qu'on considère la matière contenue dans le dernier volume des *Commentaires* à partir du moment en question ; un travail de tous les jours, si acharné fût-il, entre 1791 et 93 — surtout à une époque si tourmentée — n'aurait permis de rattraper le temps perdu.

On ne saurait donc dire que les *Commentaires* n'ont pas été faits parce que la Faculté était mourante, qu'elle avait abdiqué ses principes d'ordre dès 1786. Au contraire, elle fit plus en moins de temps. Ce fut la faute d'un seul, de Philip, si ces précieux monuments n'ont pas reçu leur complet achèvement, qui eût porté jusqu'à ses heures dernières l'histoire détaillée de la Faculté.

(1) A ce passage de ses *Commentaires*, Varnier n'a rien signalé, rien relevé.

Ainsi, cette Ancienne Maison, qui avait duré plus de cinq siècles, près de mourir, se cramponnait à ses principes, plutôt à ses vieilles méthodes, à ses routines. Cependant, plus nous relevons de signes de son entêtement et de sa ténacité, plus nous signalons — (par exemple dans ces thèses mêmes qui font l'objet de cette étude) — cette persistance des errements, des formes et des formules, plus aussi nous y reconnaissons la tare essentielle qui devait ruiner la Faculté. Car durer seulement sans vouloir se transformer (1), ni s'élever, ce n'est pas vivre : ce que dit l'éminent auteur que nous avons cité, des différents corps d'enseignement supérieur à cette époque, semble, hélas ! s'appliquer plus spécialement encore à la Faculté de médecine. « Aucun principe de renouvellement et de progrès n'avait pu y pénétrer. Fatalement, même en supposant que l'ancien régime eût duré, il fût venu un jour où les Universités, étrangères à la science de leur temps, en désaccord avec l'esprit public, trop vieilles pour rompre avec leurs routines, trop épuisées pour réagir d'elles-mêmes contre leurs propres abus, n'eussent pu continuer de vivre qu'au prix d'une révolution interne. »

Admirables ressorts du génie français ! Comme le phénix renaît de ses cendres (2), le corps des médecins parisiens, puisant, dans son agonie même, une âme et des forces nouvelles, allait bientôt revivre d'une vie plus ardente et plus belle — et les Vicq d'Azyr, les Fourcroy, les Thouret, tant d'autres, sortis du sein desséché de *l'Alma parens* expirante, comme par un enchantement régénéraient glorieusement la Médecine en France...

---

(1) Voy. Appendice B ci-après.

(2) Coïncidence bien séduisante par son caractère prophétique : ce symbole même figure sur le cartouche de titre du *Quæstionum* de Baron, avec cette légende : RENOVANT INCENDIA NIDOS.

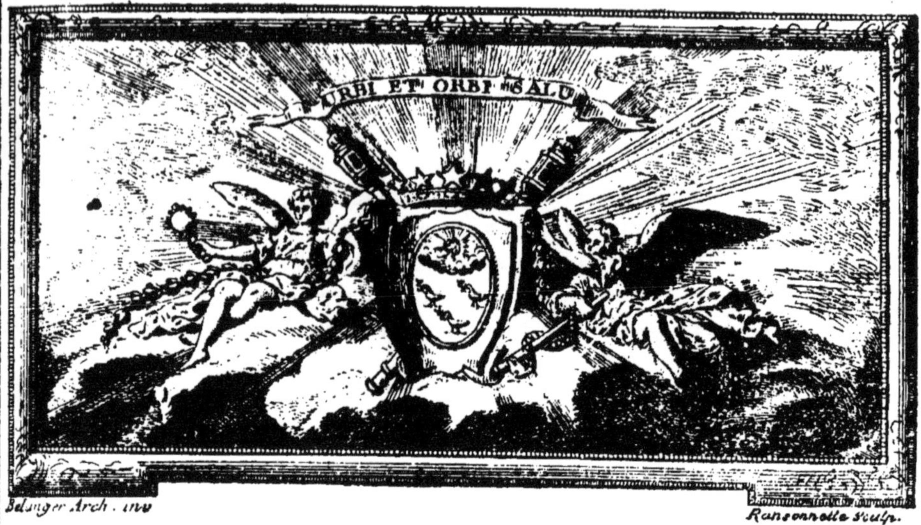

Frontispice de thèse aux armes de la Faculté tiré en taille-douce et employé rarement vers 1750 (Cf. p. 49).

Le Catalogue des thèses.

Au savant qui avait consacré tant d'années à l'étude de l'histoire de sa corporation et à la constitution de la collection ici décrite, il était réservé d'en dresser le Catalogue. H.-Th. Baron ne faillit pas à cette tâche. Dès 1752 il publiait son répertoire, embrassant les thèses de 1539 à 1752. Dans une première partie de ce catalogue il donnait les titres des thèses médicales, quodlibétaires proprement dites, et dans une deuxième les titres des thèses dites vespérales, etc., qui ne faisaient pas l'objet, on l'a dit, d'une publication et seulement discutées de vive voix (1). Onze ans après, il publiait la *Continuation* de ce Catalogue, qu'il poussait jusqu'à 1763. Nous allons en examiner les différentes parties (1).

Catalogue (1539-1752).

Thèses quodlibétaires, etc.

Titre imprimé en rouge et noir. QUAESTIONUM || MEDICARUM || *quae circa Medicinae Theoriam et Praxim* || *ante duo sæcula in Scholis Facultatis Medicinae* || *Pariziensis, agitatae sunt et discussae* || SERIES CHRONOLOGICA || *cum* || *Doctorum, Praesidum et Baccalaureorum* || *propugnantium nominibus.* || *Opus ad Medicinae Medicorumque Parisiensium Historiam* || *maxime conferens.* || (*Parisiis* || *Apud Joannen Thomam Hérissant* || *Via San Jacobea* || *Sub signis S. Pauli et S. Hilarii* = MDCCLII).

Suit une préface de 4 pages *Lectori Philiatro*, dont

(1) La B. F. M. P. possède deux exemplaires de ce travail : Le n° 20721 (3e partie) des imprimés et un autre (ancien imprimé n° 20797, qui, en raison de nombreuses adjonctions manuscrites, a été mis aux manuscrits (Ms 2321).

Dans le premier exemplaire, les deux séries sont reliées l'une après l'autre, de telle sorte que le relevé des thèses quodlibétaires etc. (de 1539 à 1752) est suivi de celui des thèses vespérales, etc., de la même période, pour reprendre dans la *Continuation* du Catalogue (de 1752 à 1763) également accompagné du relevé des thèses vespérales de la même période.

Dans le deuxième exemplaire au contraire, ces séries sont reliées de telle sorte que la première partie des thèses quodlibétaires, etc. (1539-1752) est suivie immédiatement de la deuxième (1752-1763) et que la première partie des thèses vespérales, etc. (1539-1752) est de même suivie de la deuxième (1752-1763), la pagination de ces différentes parties se pénétrant réciproquement, ce qui est en somme l'ordre logique.

Les thèses étant rangées dans l'ordre chronologique aussi bien dans les recueils in-folio que dans ceux in-4°, leur énumération par le QUAESTIONUM SERIES suit exactement l'ordre des thèses reliées. Dans la description que nous faisons, les adjonctions manuscrites signalées appartiennent à l'exemplaire (Ms 2321).

L'exemplaire n° 8164 est particulièrement incomplet.

nous avons donné le sens. Le titre de la tête de la page porte QUAESTIONES MEDICAE || IN SCHOLIS PARISIENSIBUS || AGITATAE || *Quotquot recuperari potuerunt ab anno 1539 ad annum 1574*. L'énumération des questions donne les nom et prénoms du président, à gauche; ceux du bachelier, à droite; au milieu, sous l'indication de l'année (mais non de la date complète de la soutenance), le titre de la thèse, avec sa conclusion. Il n'y a aucune référence ou numérotation de concordance avec les thèses elles-mêmes contenues dans les volumes.

Page 7 : QUESTIONES MEDICAE OMNES || *in Scholis parisiensibus agitatae, a mense || Novembris anni 1574; quo primum descriptae sunt in Commentariis Facultatis.* —

Page 51 : *Mense Novembris 1662, Quaestiones medicae || omnes forma in-4°, typis mandari cœptae || sunt ; cum antehac forma folio magno typis mandarentur.*

Page 82 : *Anno 1726 : Hoc anno Questiones medico-chirurgicae || seorsim disculi cœptae sunt.*

Le Catalogue s'achève page 110, à la date de 1752 (1re partie) avec la fin du volume XI de ces thèses quodlibétaires.

Thèses vespérales, etc.

Titre en noir seulement : QUAESTIONUM || MEDICARUM || *quae circa medicinae Theoriam et Praxim || a duobus fere saeculis, in Actibus Vesperiarum, Doctoratus || et Regentiae, apud medicos Parisienses agitatae sunt et || discussae.* || CHRONOLOGICA SERIES ALTERA. || *Opus*... etc. MDCCLII (in-4°, 109 pages).

Titre de tête, page 1 : QUAESTIONES || MEDICAE || IN SCHOLIS PARISIENSIBUS || AGITATAE || *pro Actibus Vesperiarum*, Doctoratus *et Regentiae* || *vulgo Pas-*

tillariae dictae || *quotquot recuperari potuerunt, ab anno 1576 ad annum 1752.*

Sont inscrits, d'un côté, le genre de la thèse, le nom du Docteur et son pays d'origine, la date complète de la soutenance ; de l'autre, le sujet des questions.

Frontispice de thèse au XVIIIe siècle.

Continuation du Catalogue [1752-1763]

Thèses quodlibétaires, etc.

Titre en noir, à peu près semblable au premier, avec l'indication : *Per Decennium proxime elapsum.* L'adresse : PARISIIS || *Apud Despilly, via San Jacobeo sub signo crucis aureae.* || MDCCLII. (in-4°, pages 1 à 12).

Au début, courte préface. Le titre de tête fixe les dates : *Ab anno 1752* [2me partie] *ad annum 1763* [1re partie].

L'exemplaire indiqué de la B. F. M. P. continue le catalogue sur 9 feuillets manuscrits jusqu'en 1774

(1re partie). Trois scripteurs sont intervenus. H.-Th. Baron était privé depuis douze ans de l'usage de ses yeux, quand il mourut, en 1787. Il était donc devenu aveugle en 1775 : c'est à ce moment, nous le constatons, que s'arrêtent les tables manuscrites.

Thèses vespérales, etc.

Titre, à peu près semblable au premier, également avec l'indication : *Per Decennium proxime elapsum.* Date d'impression MDCCLXIII. La page de titre continue la pagination de 13 à 24. Le titre de tête fixe les mêmes dates que ci-dessus.

L'exemplaire signalé continue le catalogue sur 8 feuillets manuscrits, œuvre des trois mêmes scripteurs jusqu'à la fin de 1774.

Notice.

En dehors du catalogue des thèses de toute espèce, l'ouvrage de Baron comporte en outre : COMPENDIARIA || MEDICORUM PARISIENSIUM || NOTITIA || *sive clarorum virorum qui a sæculo || circiter decimo quarto ad hunc usque diem in Facultate || Medicinae Parisiensi, vel Decanatum gesserunt, vel Baccalau || reatus, Licentiatus aut Doctoratus gradum obtinuerunt* || CHRONOLOGICA SERIES || *Additis dignitatibus et maneribus, quibus pro tempore || functi sunt.* || MDCCLII (in-4° 22 pages).

Au verso, ces vers :

Sit felix Schola nostra ; Caput super astra superbum
Clarior extollat ; crescat, laudetur, ametur
Heroum genitrix ; Factis late impleat orbem,
Prole novâ semper dives, semperque beata
Addat nomen Avis, constanti Pace fruatur.

Henricus Mahieu, Decanus, 1690.
(Commentar. Facult. Medic. Paris, tom. XVII.)

Le titre de tête, page 1, indique que ces listes correspondent : *Juxta Decanorum Facultatis seriem.* Page 2 : *Nomina et cognomina doctorum regentium.* La liste commence en 1395 et finit au décanat de H.-Th. Baron fils (1750-1751). Un complément, qui va jusqu'en 1762, continue la pagination de 23 à 28. Le titre, page 25, semblable au précédent, précise seulement : *Per decennium proxime elapsum.* — L'exemplaire signalé continue cette liste jusqu'en 1774, sur deux feuillets manuscrits.

Un dernier supplément, imprimé après coup, et continuant la pagination de 29 à 37, termine l'ouvrage : *Ad opusculum cui titulus est* : QUAESTIONUM MEDICARUM SERIES CHRONOLOGICA, *etc., etc., etc.* || SUPPLEMENTA ET EMENDATIONES || *ab anno 1508 ad annum 1763* (1). Une note préliminaire explique l'utilité de ce supplément qui porte sur trois parties; p. 29 : *In prima Quaestionum medicarum Serie*, de 1508 à 1760 ; p. 32 : *In altera Quæstionum medicarum Serie*, de 1528 à 1700 ; p. 36 : *In Compendiaria Medicorum Parisiensium Notitia.* A la fin, note sur l'œuvre de Bertrand et de De Laplanche.

(1) Ces 9 pages supplémentaires font défaut assez souvent dans les exemplaires. Elles manquent dans l'exemplaire de la B. F. M. P. Mᵉ 2321, mais existent dans celui nº 20721 (3), ainsi que dans celui de la Bibl. Nat. nº Tᵉ IIII.

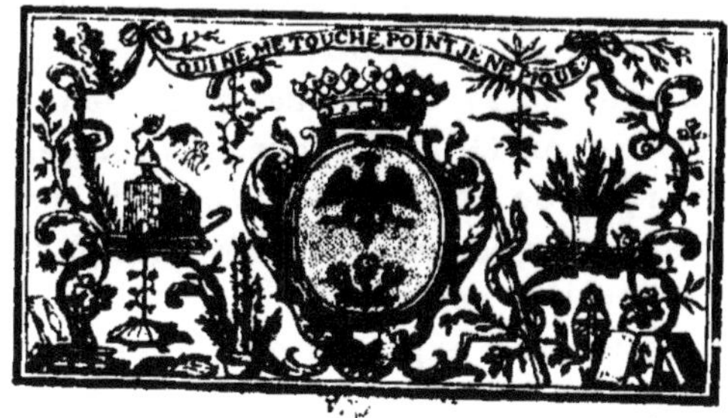

Frontispice de la thèse de Philip, dédiée à L. Chomel.

Frontispice de thèse au XVIIIe siècle.

Fin du catalogue [1763-1793]

On vient de le voir, les catalogues de H.-Th. Baron s'arrêtent à 1763 et la publication du courageux Doyen ne rencontrait pas de continuateur. Dix-sept ans plus tard, cette lacune arrachait d'amères plaintes à ses amis et plus de vingt-cinq ans après on la regrettait encore vivement : « Il eut la patience, écrivait-on en 1788, d'extraire des Registres de la Faculté une Notice chronologique de toutes les thèses sur la théorie et la pratique de la médecine, des questions dites *Vesperiæ* et *Pastillæ* auxquelles il ajouta le nom des docteurs qui ont présidé et celui des bacheliers qui ont soutenu les dites thèses... en 1752. Il en publia la première continuation en 1763 avec des corrections pour ce qui la précède et M. De la Planche, son confrère, le sollicitait, en 1780, de reprendre un travail dont on sentait l'utilité, mais que ses infirmités l'empêchèrent de porter à sa dernière perfection.

« S'il m'était permis d'exprimer mon sentiment sur cet ouvrage, je dirais qu'outre sa continuation depuis 1763 jusqu'en 1788, qui est indispensable, il serait nécessaire d'y joindre deux tables alphabétiques, l'une des matières pour les thèses, l'autre des médecins avec l'indication des thèses qu'ils ont composées. Alors, on consulterait cet ouvrage avec plus de fruit et l'on saurait combien il existe de thèses sur une même matière, combien de fois les bonnes thèses ont été reproduites; quel nombre de thèses chaque médecin a composé ; on y verrait aussi la filiation des médecins du même nom, la date de leur licence, de leur réception au doctorat, de leur nomination au décanat, etc. (1). »

C'est ce que nous venons de faire (2).

A la fin du XVIIIe siècle, des hommes comme Goulin avaient été séduits par ce travail. Dans son *Mémoire historique...* sur la vie et les ouvrages de Jean Goulin, P. Sue écrit : « Antoine Dubois a encore un manuscrit de Goulin intitulé *Series Medicorum parisiens. notitia ab anno 1764 ad annum 1784..* Goulin a composé cette notice pour faire suite à l'ouvrage de Baron qui a pour titre : *Quaestionum...*»

Vers la même époque, des érudits non moins passionnés de l'Histoire de la Faculté, tel Carrère, s'étaient aussi adonnés à ce travail : l'œuvre que ce dernier avait réalisée parvint entre les mains d'Alexis Monteil (3). Dans le Traité qu'il nous a laissé, l'auteur cite le *Quaestionum series :* « Ce livre, ajoute-t-il, est en partie imprimé, en partie manuscrit. La partie manuscrite est de Carrère et comprend les années depuis 1763 jusqu'à 1786. On trouvera, je crois, fort commode d'avoir, dans un tableau, l'abrégé de toutes les thèses de Médecine qui sont l'abrégé des opinions de la Faculté

(1) *Catalogue de la Bibliothèque de feu M. Baron* (Paris, Née, 1788, in 4°. B. F. M. P., n° 40088). Voir aussi le supplément *ad opusculum cui titulus est :* QUÆSTIONUM MEDICARUM SERIES... in fine, p. 37.

(2) Pour ce qui est de la filiation des Médecins, nous l'avons poursuivie jusqu'à nos jours.

(3) *Op. cit.*, tome II, p. 103.

C'est une face réduite, mais entière de la médecine, et sinon une face nouvelle du moins une face d'unenouvelle dimension. »

Ce manuscrit passa en 1886 dans la Bibliothèque de Chéreau, comme on le voit dans le *Catalogue des livres rares et curieux provenant des Bibliothèques de feu le Dr Chéreau et de feu le Dr D...* (Paris, Claudin, 1886, in-12), page 45, no 256. Toutes les recherches que nous fîmes pour découvrir l'acquéreur de ce manuscrit restèrent infructueuses.

Ce que Chéreau avait recueilli d'un autre, Corlieu l'avait fait de lui-même — à ce qu'il dit. Dans son histoire de l'Ancienne Faculté (*op. cit.*), parlant du *Quaestionum series*, il cite le supplément ajouté par Goulin jusqu'en 1784, « mais la Faculté, dit-il, ne le possède pas. Je l'ai achevé de 1764 à 1789 ; il n'y en a pas en 1790. J'ai donné mon manuscrit à la Bibliothèque nationale. » Ici encore, les recherches très sérieuses que nous avons faites nous-mêmes pou rretrouver ce manuscrit, celles que nous avons demandées à l'Administration de cette Bibliothèque et fait faire sous nos yeux — d'ailleurs exécutées avec le plus grand empressement — sont restées infructueuses. Le Conservateur du Département des Manuscrits, interrogé, nous écrivait, après enquête, une réponse négative : la plume de Corlieu avait simplement anticipé sur ses intentions et le don n'avait pas été fait (1).

Nous sommes heureux d'avoir pu, marchant sur les traces de ces infatigables chercheurs, aboutir à un résultat plus complet et plus sûr en offrant aujourd'hui au public ce premier travail.

Nous commençons donc par publier le Catalogue

(1) L'exemplaire de la Bibliothèque de Montpellier ne contient qu'un informe petit supplément indiqué comme se poursuivant jusqu'à l'aurore de la Révolution : « *Sequitur manuscript. ab anno 1763 ad ann. 1878* », en réalité insignifiant.

également chronologique des thèses proprement dites à partir du moment où s'est arrêté H.-Th. Baron, c'est-à-dire du 1er décembre 1763, d'après les volumes XIV, XV et XVI de sa collection continuée par ses successeurs immédiats : celle-ci s'arrête au 21 mai 1778. Pour les thèses postérieures, nous avons emprunté les deux derniers volumes de la Collection de Montpellier. Mais les thèses y sont rangées, sans séparation, par ordre alphabétique des noms des présidents des thèses dans chaque année. Pour conserver à notre travail son homogénéité, ayant catalogué, dans chacun de ces volumes, les thèses (numérotées à l'instar de la Collection Baron), nous avons rangé celles-ci, dans le présent Catalogue, suivant l'ordre chronologique (1). Quant au catalogue des sujets des thèses vespérales, doctorales, etc., il a été exécuté d'après les *Commentaires*, en l'absence de tous autres documents, et s'arrête par conséquent à 1786.

---

(1) Pour sauvegarder également dans l'avenir l'homogénéité de la Collection complète des thèses à la B. F. M. P. nous avons constitué un XVIIe volume avec toutes celles qui se sont rencontrées postérieures à 1778. Nous avons eu en effet le bonheur, après bien des recherches, de trouver dans les combles de la Bibliothèque, au milieu d'un groupement poussiéreux de recueils hétéroclites, un assez grand nombre de thèses de cette période et même plusieurs thèses ne figurant pas dans la Collection de Montpellier et jusqu'à 1791. Nous les avons rangées comme les autres dans l'ordre chronologique et formé ce volume en faisant figurer par des *fantômes* les thèses que nous a fait connaître la Collection de Montpellier, insérées à leur rang. Numérotant le tout à partir du commencement, nous avons, sur le présent catalogue, indiqué les numéros attribués de la sorte aux thèses existant réellement dans ce volume.

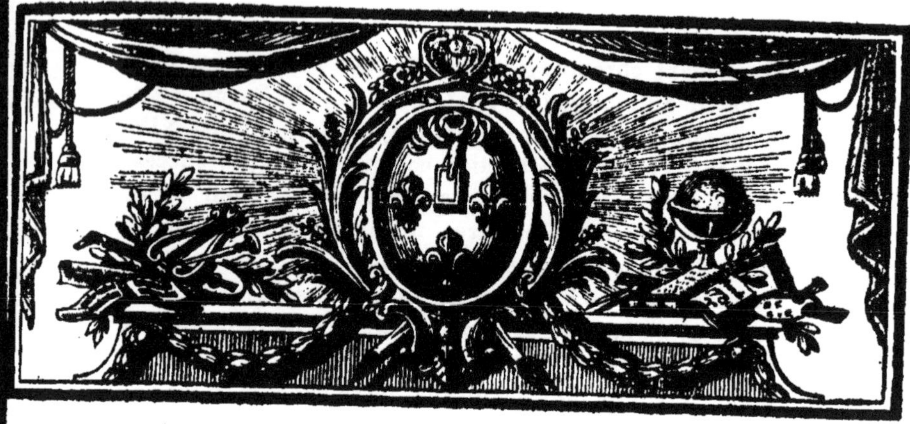

Les Armes de l'Université de Paris.

APPENDICE (*)

Nouveaux documents sur l'Histoire de la Faculté pendant la Révolution.

A.

Dans les minutes des séances de la Faculté on peut suivre cette curieuse affaire. Dès le 28 octobre 1786, la Faculté déclare qu'elle pardonnera à Philip ce long retard à la condition qu'il rendra les comptes incessamment (1). Le 4 janvier 1788, elle se réunit expressément à cet effet : un des docteurs, « Millin, ne fait aucun remercîment à M. Philip jusqu'à ce qu'il ait rendu son second compte ». Morissot

(*) Cf. page 70 ci-dessus, note.

(1) « *Indulsit saluberrimus ordo Dr Philip. ea conditione ut reddiderit relationem Commentariorum et rerum gestarum in primo anno mense Decembris, ac coram Facultate in fine Februarii et sic conclusi ; alteram pro secundo anno Decanatus reddiderit eorum relationem in fine Aprilis ac coram Facultate reddantur in fine Junii. Et sic conclusi die Sabbati 28 oct. 1876.* » C. Sallin, *Decanus* Gentil, Thierry, Simmonet Thauraux.

Deslande veut qu'il s'en acquitte dans les trois mois. Le 12 janvier, on nomme une Commission de six membres pour procéder à cet examen. Le 15 mars, la Faculté réunie se demande « *quomodo cogeretur M. Philip ut reddat rationes et computet coram Facultate de posteriori anni sui decanatu* ». On va lui écrire.

Tandis que, dans l'intervalle, le doyen Cl. Bourru rendait ses comptes, approuvés aux applaudissements de l'assemblée, le 26 juin 1788, la Faculté recevait, le 19 juillet de la même année, une lettre de Philip promettant qu'il allait sans faute rendre ses comptes. Comme le temps passait et qu'il n'en faisait rien, le 8 novembre, la Faculté, assemblée pour élire à nouveau Cl. Bourru doyen, demanda à ce dernier, par l'organe de Dumangin, de ne pas rendre les comptes de la dernière année de son décanat avant que ne fussent rendus ceux de ses prédécesseurs, devant la Faculté, suivant l'usage, et qu'ils ne fussent inscrits dans les *Commentaires*. Bourru le promit et fut élu (1). C'est cette con-

---

(1) « *E Sacelle regressi Electores proposuerunt M. Edmundum C. Bourru...* [*sic*].

Vetuit M. Dumangin ideoque in sacellà regressi Electores proposuerunt... [*sic*] *postulavitque ut Decanus custodiat rationes prioris anni sui Decanatus nec reddat Rationes secundi anni sui Decanatus prius quam Rationes Decanatus predecessorum suorum reddita fuerint coram Facultate more solito et inscribantur rationes jam redditae prioris anni in Commentariis suà manu et ordine servato, quod promisit ideoque in decanu iterum electus est et sic conclusi.*

Dumangin Coutavoz E. Cl. Bourru *Decanus* Thery. Baget. »

« *Juramento solito obstricti Electores et e Sacello protinus regressi unanimi voce proclamaverunt M. Edmundum Claudium Bourru, quæ proclamatio cunctorum Doctorum adstantium plausibus repetitis excepta est. Vetuit tamen ne iterum eligeretur idem Decanus M. Dumangin, qui causam intercessionis suæ rogatus dixit exemplum dedisse Mum Bourru quod si sequerentur futuri Decani, brevi racret facultas saluberrima ; cuippe cum rationes prioris anni sui Decanatus reddidisset dum sui predecessores nondum computassent commentarios igitur hujusce anni in codicibus rationariis saluberrimæ facultatis ad ordinem suum propria manu Decani non exarari, sed incomptos et non senire ligatos apud se asservari quod erit contrarium usibus saluberrimi ordinis. Ad hoc proposuit M. Le Thieullier antiquior electorum, ut M. Bourru non reddat rationes anni subsequentis, priusquam predecessoris sui rationes duorum Decanatuum reddiderint, cui propositioni subscribente Mri Bourru ab*

dition qui empêcha la transcription immédiate des *Commentaires* laissés en suspens.

Le 23 novembre 1789, De Frasnes rendait compte de la gestion de Pourfour du Petit (1). Mais Philip ne donnait pas signe de vie.

Enfin, le 18 janvier 1790, le doyen lit à la Faculté assemblée une lettre de ce dernier qu'il vient de recevoir : alors « Descemet accorde huit jours à Philip : si les comptes ne sont point rendus d'aujourd'hui en huit, MM. Dumangin et De Frasnes se transporteront chez M. Philip, enlèveront les Registres et feront transcrire les comptes qu'on enlèvera en même tems ». « Lézurier demande que les Commissaires se transportent dès demain chez M. Philip pour s'assurer de l'état de la transcription des comptes » et « M. Gervaise se transportera aujourd'hui même chez M. Philip et prendra toutes les pièces ». A la majorité, la Faculté décide que MM. Lezurier, De Frasnes et Borie se rendront le lendemain chez Philip et examineront ce qui est déjà transcrit dans les *Commentaires* des comptes de la 2e année de son décanat. Elle leur donne pleins pouvoirs pour aller le visiter chaque jour et si, au commencement de la semaine prochaine, la transcription dans les *Commentaires* de la gestion financière et des comptes rendus n'est pas terminée, ils emporteront et ces comptes et les *Commentaires* eux-mêmes, et devront faire exécuter cette transcription aux

---

intercessione destitit Mr Dumangin, postulans tamen ut M. Bourru custodiat Rationes prioris sui Decanatus anni nec reddat rationes secundi anni sui Decanatus priusquam rationes predecessorum suorum reddita fuerint coram facultate, more solito, et inscribantur tunc rationes jam redditæ prioris anni Decanatus Mri Bourru in Codicibus Rationariis propria sua manu et ordine servato. Hoc promittente Mo Bourru, iterum in Decanatum electus est, nemine jam reclamente, et sic cum Facultate conclusi.

(E.-Cl. Bourru *Decanus Præsent., statim subsignaverunt : MM.* Dumangin, Thery, Coutavoz, Baget. » *(fo 54.)*

(1) « *Lectum fuit de rationibus Commentariorum et rationum a Do De Frasnes, prioris anni Decanatus M. Pourfour du Petit et statutum fuit simul audituras fore rationes prioris et secundi Decanatus M. Pourfour du Petit. Reclamente M. Lezurier, dictum fuit res agendas esse more solito.*

Decretum fuit una vice reddendas fore rationes prioris et secundi anni Decanatus M. Pourfour du Petit et sic conclusi cum ea.

E.-Cl. Bourru. » *(fo 56.)*

frais de Philip (1). Dix jours après ces décisions énergiques, Philip rendait enfin ses comptes.

Un simple coup d'œil sur les dates des ratifications des comptes antérieurs et postérieurs nous explique le mécanisme de ces inscriptions et fait comprendre qu'avec le retard imposé par l'étrange négligence de Philip il était impossible à l'Administration de la Faculté de s'être mise à jour à l'heure où cessent les *Commentaires.*

En général, un intervalle de deux ans s'écoule entre la fin d'un décanat et la reddition des comptes qui s'y rapportent (2). Après le recul de huit ans qu'a fait subir Philip à la mise au net de ses propres comptes, on fait diligence, on se hâte le plus qu'on peut pour rattraper le temps perdu. Nous voyons en effet qu'à la suite on met à peine un mois pour procéder à l'inscription de commentaires, et, le 25 mars 1790, à la ratification des comptes du décanat de Pourfour du Petit (3). Et si l'on met beaucoup de temps pour vérifier, le 25 nov. 1791, les comptes du premier décanat de H. Sallin (nov. 1784 à nov. 1785), c'est que notre doyen était malade, comme en font foi les minutes de son succes-

---

(1) « *Majori numero suffragiorum facultas S. appelat MM. Lezurier, De Frasne et Borie qui cras horis serotinis M. Philippi invisant et examinent quænam sit pars rationum posterioris anni sui decanatus in Commentariis Facultatis jam transcripta et quibus dat potestatem quotidie invisendi eumdem M. Philip et si initio hebdomadæ proximae nondum sit absoluta earumdem rationum transcriptio in Commentariis, auferendas dictas rationes et Commentarios et curandi ut absolvatur dicta transcriptio impensis M. Philip et sic cum facultate conclusi*

E.-C. Bourru, *Decanus.*

Nizon. Gentil. Nollan. Lezurier. » (*f°.58.*)

(2) Ainsi, le 29 déc. 1791 on ratifie les comptes du décanat de Des Essarts, qui va de nov. 1778 à nov. 1779. De même, le 2 août 1783, on ratifie ceux du décanat de Levacher de la Feutrie, qui va de nov. 1779 à nov. 1780.

(3) Qui d'ailleurs était mort dans l'intervalle; — la retranscription de ses commentaires est faite par une autre main que la sienne : « *Hic incipit Commentarius* (C. p. 672) *rerum gestarum a die octava mensis novembris anni 1783 ad eumdem mensem anni 1784. M° Stephano Pourfour du Petit dum viveret Decano.* »

seur (1). Ceux de son second décanat, de nov. 1785 à nov. 1786, sont présentés inachevés, sans doute dans les derniers feuillets du volume des *Commentaires ;* c'est qu'en admettant que cette rédaction ait nécessité un temps égal, nous arrivons à l'époque des Massacres de Septembre : rien d'étonnant alors que la difficulté des temps ait paralysé l'éxécution régulière de ces comptes rendus officiels (2).

Frontispice de thèse au XVIIIe siècle.

B (*)

Après la prise de la Bastille, la Faculté s'était bien vue forcée de suivre le mouvement. On manquait de pain à

(1) D'ailleurs ses collègues ouvraient l'œil, et, le 6 mars 1790, la Faculté assemblée, Borie prend la parole pour presser Sallin de rendre ses comptes : « *Borie postulavit ut M. Sallin reddat cito citius rationes prioris anni sui decanatus. Promisit decanus se invisurum M. Sallin ea de causa.* » (f° 66.)

(2) On sera peut-être maintenant moins sévère que le Dr H. Fournier écrivant de Cl. Bourru, dans sa très remarquable histoire de jetons des Doyens : A été un indolent doyen ainsi que le démontrent les comptes du décanat de Sallin, consignés péniblement dans les *Commentaires* pendant sa charge, de même que ses comptes personnels à peine ébauchés. » — Bourru, on l'a vu, avait fait toutes les démarches nécessaires auprès de Sallin. L'auteur reconnaît d'ailleurs que notre doyen avait été un parfait bibliothécaire, très actif, et il n'y a pas eu deux hommes en lui.

(*) Cf. page 72 ci-dessus, note 1.

Paris : le 6 octobre les femmes se transportent à Versailles, avec des canons, pour en demander au Roi, qu'elles ramènent dans la capitale. Il faut de l'argent : par la déclaration royale du 6 octobre, tous les citoyens doivent fournir à l'Etat une part de leur revenu. Devant la Faculté réunie dans ses comices, le Doyen pose la question à ses collègues en ce qui les concerne. L'un d'eux, Borie, dit qu'il faut faire une souscription, et il offre 24 livres :

Lecta Declaratione Regia lata die Martis 6 octobris 1789 de contributione patriotica quartæ partis Redituum annuorum.

M. Thierry senior nominet MM. Gervaise, Defrasne, Dumangin, qui una cum Decano res facultatis ponderent et examinent quid contribuendum sit ?

MM. Gervaise, Gentil, Morisot, Descemet, Duhaume, Lezurier, Lepreux, Guenet, Dumangin, Nollan, id.

M. Borie id., et censet subscriptionem agendam esse et offert Bourdois, Nizon, id.................... 24 livres

Itaque... adjungendos esse MM. Gervaise, Dumangin et Defrasne, qui una cum decano ponderent res nummarias facultatis et examinent quid contribuendum sit ut obtemperetur Declarationi Regis supra dictae et sic vobiscum concludo.

E.-C. Bourru, Decanus

De contributione particulari dictum fuit liberum fore cuique declarandi quartum sui reditus annui... viris ab urbe præpositis ad illud officium, et sic conclusi.

E.-C. Bourru, Decanus

Tum invitati fuerunt omnes Doctores ut mitterent facultati et deponerent intra manus apparitoris fibulas suas argenteas, et dono patriotico dari queant simul omnes. »

(Fonds Charles, f° 56 v°).

Mais c'est surtout lorsqu'il est question des réformes à apporter dans la médecine qu'on voit la faculté s'agiter. Le 18 janvier 1790, on discutait sur les transformations qu'envisageait à cet égard l'Assemblée nationale. « Dumangin demande qu'on adjoigne 4 docteurs au doyen pour faire une députation au président de l'Assemblée nationale et au comité pour offrir des renseignements et discuter des projets différents qui seraient offerts à l'Assemblée relativement à la médecine. » (F° 58 v°.).

La question s'aggrave. Il s'agit bientôt d'un *Projet d'une organisation de Médecine pour le Royaume* qui serait éla-

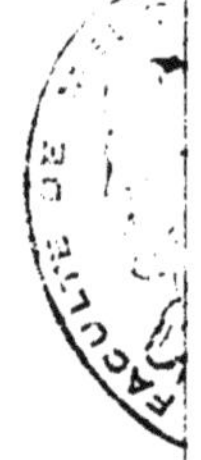

boré par la Faculté : c'est à contre-cœur, on le sent, que celle-ci procède elle-même à ces transformations — à son démembrement.

12 juin 1790.

« *Exposuit Decanus appellatos fuisse Deputatos, qui negotia facultatis et Médicinae curent cum Deputatis ad Generalia Regia Concilia : Libellum memorialem esse confectum a M°. Dumangin, ut denique illud libellum memorialem audire vellet Cl. collegam nostrum M. Guillotin adjunctum fuisse clarissimis Deputatis a Facultate mandatis, qui in hoc negotio sodalissimum se praestiterat.*

MM. les commissaires rédigeront au plus tôt leur mémoire en forme de projet de Décret, le feront imprimer pour être distribué à tous les membres, la Faculté assemblée per juramentum *au bout de huit jours de l'envoi pour être délibéré et statué sur icelui.*

M. Thierry est de cet avis, mais point d'impression, seulement une douzaine de copies.

M. Gervaise est d'avis qu'on en fasse plusieurs copies.

M. Gentil est d'avis qu'on en fasse des copies.

M. Morisot id., *que MM. les Docteurs feront leurs observations en les signant.*

MM. Descemet, Lezurier, Dumangin, M. Guillotin, id.

M. Solier voudrait qu'il fût intitulé : Projet d'une organisation de médecine pour le Royaume, présenté à MM. les Docteurs de la Faculté de médecine, et imprimé.

M. Nollan, Nizon, id.

M. Le Roy, demande qu'il soit imprimé.

MM. Bourdois de la Motte, Le Roux de Tillets, Marinier, id.

M. Pujo, des copies.

M. Laverne, qu'il soit imprimé, sans nom, des extraits.

MM. Bourdier et Demours, imprimé.

MM. Geraud, Plavinet, Borie, Petit, Laubry, id.

M. Dacos, des copies.

MM. Calmé, Lanigan, id.

12 pour les copies.

14 pour l'imprimé.

In ea sententia Facultatis ut typis mandetur extractum libelli memorialis redactum in articulis et distribuatur doctoribus, et sic cum ea conclusi.

Ed.-Cl. Bourru, Decanus

Nizon, Ducos, Laverne, Descemet. (F° 78.)

La fête de la Fédération qui avait lieu enthousiasmait-elle beaucoup la Faculté? Celle-ci voyait à ce moment disparaître Necker, avec qui elle était en coquetterie et pour qui même, quelque temps avant, elle avait statué en séance « congratulandum esse cum Rex modo nominavit Directorem generalem rei arariæ ». — Elle se hâte lentement : le 11 septembre 1790 : « *Le doyen est chargé d'écrire au Comité de constitution que la Faculté de Médecine fait imprimer son projet. Les médecins de l'Assemblée nationale seront invités de se trouver à l'Assemblée des Docteurs dans laquelle il sera question du projet.* » (*F° 86.*)

[Et au-dessous, le Doyen ajoute ce détail, un peu en dehors du sujet] :

« *Ce même jour, à 7 h. 1/2 du soir, la Faculté a tenu sur les fonts de baptême à Saint-Séverin Claude-Félicité, Hippocrate Bourru. Elle a été représentée par M. Cochu, assisté de MM. Guilbert et Petit-Radel, selon le décret du 17 juillet présent.* »

On parle beaucoup de la *Restauration de la Médecine en France*, sujet angoissant pour nos docteurs. Maussades ils suivent péniblement la discussion. Le 4 novembre 1790, « *Lecta fuit epistola Deputatorum comitis salubritatis statuum generalium ad Decanum et facultatem missa quâ Deputati illi rogant facultatem medicam parisiensem ut nominare velit deputatum qui nomine Facultatis cum iis concurret ad Restaurationem Medicinae in Gallia. Qua lecta re in deliberationem missa.*

M. Dhuaume demande que l'affaire soit remise à une assemblée ad hoc, qu'on indiquera pour samedi prochain à 10 h. précises per juramentum.

MM. Nollan, Bosquillon, Defrasne, Giraud, Borie, Thauraux, id.

M. Laverne, que le Doyen se rende au Comité de Salubrité pour savoir quel sera la marche et le travail à faire des commissaires.

M. Jumelin, id. cum *M. Lezurier.*

M. Calmé, id.; *M. Couillerot*, id. cum *M. Laverne.*

M. Duval cum M. Lezurier.

Facultas saluberrima, ex majori numero suffragiorum, statuit... Convocandam esse Facultatem die Sabbati proxima per juramentum hora ipsissima decima matutina ad audiendan Epistolæ Deputatorum Comiti salabri-

tatis lectionem conventus nationalis et de illa deliberandum, et sic conclusi.

E.-C. Bourru, Decanus. »

Verte folium et legas Decretum [sic].

Decretum.

Facultas Saluberrima ex majori suffragiorum numero statuit convocandam esse facultatem die sabbati proxima per juramentum hora decima ipsissima matutina ad audiendam lectionem epistolæ a Deputatis Comitis salubritatis apud conventum gentis generalem ad Decanum et Doctores medicos parisienses missa et de ea deliberandum et sic cum facultate conclusi.

E-C. Bourru, Decanus. » (F° 88.)

On y revient, le 6 novembre 1790 *Per juramentum.*

« *Exposait Decanus se accepisse epistolam a Deputatis Comitis Salubritatis apud Conventum gentis generalem ad Facultatem missam ; se legisse hanc epistolam in ultimis Comitiis mensis dictis, verum in hisce comitiis Decretum fuisse Rem esse majoris momenti ut in Comitiis hisce appellantur deputatus quamobrem convocandam esse Facultatem ad hoc per juramentum.*

Tum legit epistolam Deputatorum et res in Deliberationem missa est

M. Le Thieullier estime qu'il faut nommer une commission

Itaque unanimi consensu Facultas saluberrima statuit M. Edmundum Claudium Bourru deputandum esse ad Comitium salubritatis apud Conventum gentis generalem et referat proprosse ad Facultatem juxta ejusdem Comitii propositum et sic conclusi cum Facultate.

E.-A. Bourru. » (F° 91.)

Le temps passait ; la Faculté accouche péniblement de son Mémoire, elle fait enfin diligence, mais à quoi bon, n'est-ce pas sa fin qu'elle hâte?

« 3 mars 1792. *Lecto libello memoriale. Facultas saluberrima judicat, unanimi consensu, libellum memorialem ad Comitia gentis generalia offerendum esse et typis mandandam quam citissime ideoque dat potestatem Decano agendi in hoc negotio secundum consilio Deputatorum et sic cum ea conclusi*

E.-V. Bourru, Decanus. »

Guilbert, Le Tenneur, Descemet, Nollan.

« *Il a été décidé que le mémoire serait imprimé et distribué avec profusion, que le Doyen se ménagerait tous les moyens pour le faire parvenir à l'Assemblée nationale, par le moyen d'une adresse, et qu'il agirait en tout selon sa prudence et le conseil des Commissaires.* » (F° 94.)

Quel en devrait être l'effet ? — Le silence des minutes... qui s'arrêtent là l'explique assez.

Jeton de Joseph Philip d'après le coin du musée de la Monnaie.

QUÆSTIONUM

MEDICARUM

QUÆ CIRCA MEDICINÆ THEORIAM ET PRAXIM

in Scholis Facultatis Medicinæ Parisiensis,

agitatæ sunt et discussæ,

SERIES CHRONOLOGICA

POSTREMA CONTINUATIO AD FINEM

FACULTATIS

SCILICET

Ab anno 1763 Ad annum 1793.

Opus ad Medicinæ, Medicorumque Parisiensium

Historiam maxime conferens.

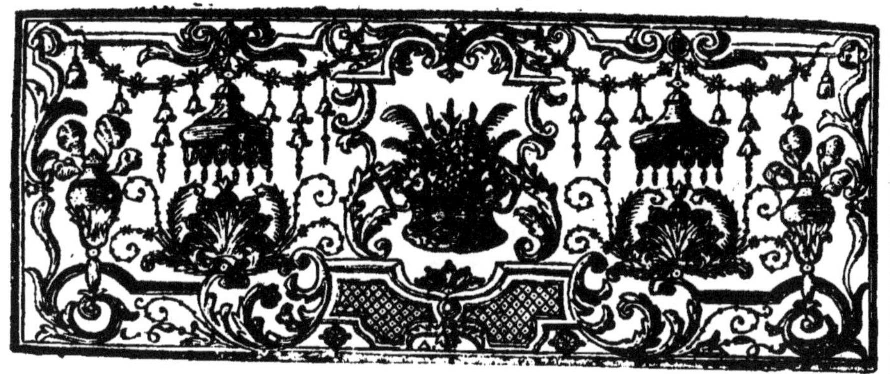

Frontispice de thèse au XVIIIe siècle.

QUÆSTIONES

MEDICÆ

IN SCHOLIS PARISIENSIBUS

AGITATÆ

Ab anno 1763 Ad annum 1793.

1763.

Collection de la Faculté de Médecine de Paris.

Volume XIV.

N° 48. *1er décembre.*

Præs. LAUREMBERGT (Benjamin-Louis-Lucas de).
Bac. **Maigret** (Jean-Baptiste).
(Jean HAMON). *Auctor.*

An in tanta multitudine medentium pauci medici? — *Aff.*

N° 49. *15 décembre.*

Præs. PEAGET (Léandre).
Bac. **Arcet** (Jean d').

An variolis narcotica? — *Aff.*

1763 (*suite*).

N° 50. *22 décembre.*

Præs. Le Monnier (Louis-Guillaume).

Bac. **Andry** (Charles-Louis-François). *Auctor.*

An cancer ulceratus cicutam eludat ? — *Aff.*

N° 51. *29 décembre.*

Præs. Bertin (Exupère-Joseph).

Bac. **Philip** (Joseph).

Utrum in pleuritide sanguis mittendus e bracchio lateris affecti ? — *Aff.*

1764.

N° 52. *5 janvier.*

Præs. Dionis (Charles).

Bac. **Thierry de Bussy** (François).

An sub finem febris malignæ Kina-Kina ? — *Aff.*

N° 53. *1er mars.*

Præs. Garnier (Antoine).

Bac. **Portier** (François).

An febri malignæ vesicantia ? — *Aff.*
(*M. A.* Berger, *theseos, anno 1741*). *Auctor.*

N° 54. *6 mars.*

Præf. Vassé (David).

Præs. Garnier (Guy-André).

Bac. **Querenet** (Philippe).

An condimentum, medicamentum sinapi ? — *Aff.*

N° 55. *8 mars.*

Præs. Ferret (Laurent). *Auctor.*

Bac. **Thierry de Bussy**(François).

An chirurgia recens instrumentalis antiquâ perfectior ? — *Aff.*

N° 56. *13 mars.*

Præs. Belleteste (Jean-Jacques).

Bac. **Maigret** (Jean-Baptiste-Alexandre). *Auctor.*

An in plerisque casibus, suturæ cruentæ sint inutiles et noxiæ ? — *Aff.*

1764 *(suite)*.

N° 57. *15 mars.*

Præs. BOUVART (Michel-Philippe).
Bac. **Philip.** (Joseph). *Auctor.*
Utrum apud nos perperam obsoleverit cucurbitularum usus ? — *Aff.*

N° 58. *22 mars.*

Præs. MAJAULT (Michel-Joseph).
Bac. **Arcet** (Jean d').
An in œdemate vesicantia scarificationibus tutioria ? — *Aff.*

N° 59. *27 mars.*

Præs. FERREIN (Antoine).
Bac. **Andry** (Charles-Louis-François). *Auctor.*
An in parte mortua sectio post sydeḥrationem ? — *Aff.*

N° 60. *29 mars.*

Præs. MURRY (Barthelemy).
Bac. **Portier** [de la Houssinière] (François).
An ad extrahendum e vesicâ calculum diversa pro re nata debeat usurpari chirurgia ? — *Aff.*
(*Auctore* M. Jacobo TRANT.)

N° 61. *12 avril.*

Præs. BUSSON (Julien).
Bac. **Querenet** (Philippe).
Num in resecandis artubus, carnis segmina reservare, satius ? — *Aff.*
(*Auctore M. Elia* COL DE VILLARS, anno 1744).

N° 62. *17 avril.*

Præs. PAYEN (Charles).
Bac. **Lacassaigne** (Mathieu-Thomas).
Num suæ sint animi angoribus etiam inter opera chirurgica noxæ ? — *Aff.*

1764 (*suite*).

N° 63. *15 novembre.*

Præs. Thierry de Bussy (François).

Bac. **La Poterie** (Jean-Antoine-Elie de) *Auctor.*

An viris lex eadem quæ mulieribus, periodicas evacuationes pati? — *Aff.*

N° 64. *22 novembre.*

Præs. Arcet (Jean d').

Bac. **Mittié** (Jean-Stanislas) *Auctor.*

Utrum a gangliis nervi intercostalis partium omnium consensus? — *Aff.*

N° 65.

Dédicace de la thèse suivante à J.-B.-L. Chomel.

N° 66. *29 novembre.*

Præs. Philip (Joseph).

Bac. **Cezan** (Louis-Alexandre).

An corporis balsamum, bilis? — *Aff.*

N° 67. *15 décembre.*

Præs. Maigret (Jean-Baptiste-Alexandre).

Bac. **Lepreux** (Paul-Gabriel) *Auctor.*

An spiritus animalis, ut et sanguis, motu gaudeat circulatorio? — *Aff.*

N° 68. *13 décembre.*

Præs. Portier de la Houssinière (François).

Bac. **Guilbert** (Louis-Claude).

An sua sit cuique ætati peculiaris evacuatio? — *Aff.*

N° 69. *20 décembre.*

Præs. Lacassaigne (Mathieu-Thomas).

Bac. **Bourru** (Edmond-Claude) *Auctor.*

Num pili, plantæ? — *Aff.*

1765.

N° 70. *10 janvier.*

Præs. Andry (Charles-Louis-François).

Bac. **Langlois** (Jean-Baptiste) *Auctor.*

An urina, succus intestinalis et insensilis, perspiratio humores analogi? — *Aff.*

Coll. F. M. P. Vol. XIV (suite).

1765 (*suite*)

N° 71. *17 janvier.*

Præs. Querenet (Philippe).

Bac. **Pelée de Valoncourt** (André-Blaise) *Auctor.*

An nutritio sit fluidorum duntaxat reparatio? — *Aff.*

N° 72. *24 janvier.*

Præs. Boulland (Toussaint-Gilbert).

Bac. **Guenet** (Antoine-Jean-Baptiste-Maclou) *Auctor.*

An vis pulmonis, quoad sanguinis attritum, major sit, quam cæterarum in eumdem effectum corporis partium conspiratio ? — *Aff.*

N° 73. *30 janvier.*

Præs. Cochon-Dupuy (Gaspard).

Bac. **Gardane** (Joseph-Jacques) *Auctor.*

Utrum saliva vi septica digestione famuletur ? — *Aff.*

N° 74. *14 février.*

Præs. Hazon (Jacques-Albert) *Auctor.*

Bac. **Eslon** (Charles-Nicolas d').

An in fœtu, renibus succenturiatis glandulæ thymicæ et aliis quibusdam partibus, sui sint usus, suæ sint quoque functiones ? — *Aff.*

N° 75. *19 février.*

Præs. Rabours (Gédéon de).

Bac. **Raymond** (Henri) *Auctor.*

An ex avulsis ab utero, naturæ placentæ radiculis, partûs naturalis necessitas ? — *Aff.*

N° 76. *21 février.*

Præs. Guilbert de Préval (Claud.-Th.-Guill.).

Bac. **Guilbert** (Louis-Claude).

An ad sanitatem equitatio ? — *Aff.*

N° 77. *28 février.*

Præs. Basseville (Jean-Baptiste).

Bac. **Eslon** (Charles-Nicolas d').

An quæ viris, eadem mulieribus conveniunt corporis et animi exercitia ? — *Aff.*

1765 (*suite*).

N° 78. *5 mars.*

Præs. Bringaud (Simon-Antoine).

Bac. **Cézan** (Louis-Alexandre).

An prægnanti deambulatio ? — *Aff.*

N° 79. *7 mars.*

Præs. Gentil (Claude-Joseph).

Bac. **Mittié** (Jean-Stanislas).

An quo uberior transpiratio, eo parcior fluxus menstruus ? — *Aff.*

N° 80. *12 mars.*

Præs. Moreau (Edmond-Thomas).

Bac. **Bourru** (Edmond-Claude) *Auctor.*

An liticinibus, cornicinibus, tibicinibus et id genus cæteris pithaulis et choraulis Οἰνοποσία ? — *Aff.*

N° 81. *14 mars.*

Præs. Thurant (Jean-Baptiste).

Bac. **Gardane** (Joseph-Jacques) *Auctor.*

An a pastu quies ? — *Aff.*

N° 82. *19 mars.*

Præs. Le Thieullier (Louis-Pierre-Félix-René).

Bac. **Lepreux** (Paul-Gabriel).

An sanitati noceat frequens exspuitio ? — *Aff.*

(*Auctore* M. Savary D. M. P.)

N° 83. *21 mars.*

Præs. Maloet (Pierre-Louis-Marie).

Bac. **Guenet** (Antoine-Jean-Baptiste-Maclou).

An e rhumatismo recreatis pila, prophylacticum ? — *Aff.*

N° 84. *26 mars.*

Præs. Dienert (Alexandre-Denis).

Bac. **Pelée de Valoncourt** (André-Blaise).

An Parisiis a lacte valetudinum malarum Ilias ? — *Aff.*

1765 (*suite*).

N° 85. *28 mars.*

Præs. Saint-Léger (Charles-Geille de).

Bac. **Langlois** (Jean-Baptiste).

An prolem lactare matribus saluberrimum ? — *Aff.*

(*Auctore Theodoro* Baron *D. M. P. anno 1741*).

N° 86. *2 avril.*

Præs. Alleaume (Jacques-Louis).

Bac. **La Poterie** (Jean-Antoine-Elie de).

An a potibus spirituosis præmatura senectus ? — *Aff.*

(*Auctore* M. Dorigny D. M. R. *1749*).

N° 87. *14 novembre.*

Præs. Jean (Claude-Charles de).

Bac. **La Poterie** (Jean-Antoine-Elie de) *Auctor.*

An plurimi inter acutos morbi crises eludant ? — *Aff.*

N° 88. *21 novembre.*

Præs. Cochu (François-Félicité).

Bac. **Bourru** (Edmond-Claude) *Auctor.*

Num chronicis, aquæ minerales vulgo de Merlange ? — *Aff.*

N° 89. *28 novembre.*

Præs. Vasse (David).

Bac. **Lepreux** (Paul-Gabriel) *Auctor.*

An convulsionibus recens natorum vomitoria ? — *Aff.*

N° 90. *12 décembre.*

Præs. Pousse (Louis-Marie).

Bac. **Guenet** (Antoine-Jean-Baptiste-Maclou) *Auctor.*

An ad sanandos chronicos affectus, sit ut plurimum excitanda febris ? — *Aff.*

N° 91. *19 décembre.*

Præs. Casamajor (Antoine).

Bac. **Guilbert** (Louis-Claude).

An lui venereæ sublimatum corrosivum ? — *Aff.*

Coll. F. M. P. Vol. XIV (*suite*).

1766.

Nº 92. *2 janvier.*

Præs. La Rivière (Raymond de).
Bac. **Cezan** (Louis-Alexandre).
An specificum viperæ morsus antidotum, alkali volatile? — *Aff.*
(*Auctor* M. J. F. C. Morand, *anno 1649*).

Nº 93. *9 janvier.*

Præs. Le Hoc (Louis-Pierre).
Bac. **Langlois** (Jean-Baptiste) *Auctor.*
An arthritis naturæ beneficium ? — *Aff.*

Nº 94. *23 janvier.*

Præs. Guénault (Antoine-Nicolas).
Bac. **Eslon** (Charles-Nicolas d').
An febribus malignis alexipharmaca ? — *Aff.*
(*Auctore* M. J.-A. Roussin de Montabourg, D. M. P.)

Nº 95. *30 janvier.*

Præs. Malouin (Paul-Jacques).
Bac. **Gardane** (Joseph-Jacques).
An sagou phthisicis ? — *Aff.*

Nº 96. *6 février.*

Præs. Boyer (Jean-Baptiste).
Bac. **Mittié** (Jean-Stanislas).
An in febribus malignis, post venæ sectionem cito citius emeticum ? —
(*Auctore M. Joanna* S. Joire, D. M. P.).

Nº 97. *11 février.*

Præs. Jussieu (Bernard de).
Bac. **Pelée de Valoncourt** (André-Blaise) *Auctor.*
An rabiei opium ? — *Aff.*

Nº 98. *13 février.*

Præs. Astruc (Jean).
Bac. **La Poterie** (Jean-Antoine-Elie de) *Auctor.*
Utrum in curando hypopyo incisioni corneæ præstet embroche ? — *Aff.*

1766 (*suite*).

N° 99. *20 février.*

Præs. Cosnier (Louis-Jérôme).

Bac. **Pelée de Valoncour** (André-Blaise).

An inter apostemata, pauca ferro sunt aperienda ? — *Aff.*

N° 100. *25 février.*

Præs. Le Roy de Saint-Aignan (Nicolas).

Bac. **Eslon** (Charles-Nicolas d').

An vulneribus ex catapultis globulos plumbeos relinquere aliquando præstat ? — *Aff.*

N° 101. *27 février.*

Præs. Vasse (David).

Bac. **Raymond** (Henri) *Auctor.*

An in ipsa imi pedis manusve junctura, amputatio celebranda ? — *Aff.*

N° 102. *4 mars.*

Præs. Bourdelin (Louis-Claude).

Bac. **Guenet** (Antoine-Jean-Baptiste-Maclou) *Auctor.*

Utrum in pectoris paracentesi satius sit in parte laterali et antica sectionem instituere quam ad partem posticam ? — *Aff.*

N° 103. *6 mars.*

Præs. Vernage (Michel-Louis).

Bac. **Gardane** (Joseph-Jacques) *Auctor.*

An resciso testiculo, funiculum spermaticum ligatura constringere malum ? — *Aff.*

N° 104. *12 mars.*

Præs. Renard (Claude-Antoine).

Bac. **Lepreux** (Paul-Gabriel) *Auctor.*

An impeditis lacrimarum viis, parari debeat lacrimis artificiale iter in cavum, quod juxta majorem oculi canthum inter superficiem internam palpebræ et oculi globum deprehenditur ? — *Aff.*

1766 (*suite*).

N° 105. *14 mars.*

Præs. Lepy (Pierre-Antoine).

Bac. **Bourru** (Edmond-Claude) *Auctor*.

An satius sit catheterem in media suæ curvaturæ parte foraminulo utrinque pertundi quam versus apicem? — *Aff.*

(Une gravure sur bois p. 4)

N° 106. *17 mars.*

Præs. Querenet (Philippe).

Bac. **Langlois** (Jean-Baptiste).

Utrum in ascite paracentesim tardare, malum ? —*Aff.*

N° 107. *20 mars.*

Præs. Andry (Charles-Louis-François) (*Auctor*, 1764).

Bac. **Cezan** (Louis-Alexandre).

An in parte mortua sectio post syderationem ? — *Aff.*

N° 108. *25 mars.*

Præs. Lacassaigne (Mathieu-Thomas).

Bac. **Guibert**(Louis-Claude) *Auctor*.

An bubones febribus malignis supervenientes immaturi, causticis aperiendi ? — *Aff.*

Volume XV

N° 1. *4 décembre.*

Præs. Gardane (Joseph-Jacques).

Bac. **Desessartz** (Jean-Charles).

Altius ne recondita famis causa ? — *Aff.*

N° 2. *13 novembre.*

Præs. Mittié (Jean-Stanislas).

Bac. **Bourdelin** (Louis-Henri) *Auctor*.

An ab actione nervi diaphragmatici primæ inspirationis causa ? — *Aff.*

N° 3. *11 décembre.*

Præs. La Poterie (Jean-Antoine-Elie de).

Bac. **Vieillard** (Pierre-Marie) *Auctor*.

An corpori viventi peculiare sit motus principium, innata fibræ irritabilitas ? — *Aff.*

Coll. F. M. P. Vol XV (*suite*).

1766 (*suite*).

N° 4. *18 décembre*.

Præs. Bourru (Edmond-Claude).

Bac. **Labiche** (Dominique-Jean-Baptiste de) *Auctor*.

An in omnibus corporis humani viventis partibus calo æquabilis ? — *Aff*.

1767.

N° 5. *8 janvier*.

Præs. Guilbert (Louis-Claude).

Bac. **Colombier** (Jean) *Auctor*.

An prius latescat chylus, quam in omnes corporis humores abeat ? — *Aff*.

N° 6. *15 janvier*.

Præs. Lepreux (Paul-Gabriel).

Bac. **Dupuy** (Bertrand) *Auctor*.

Utrum ex minoribus, diversis et pene infinitis sanguinis orbibus componatur ipsiusmet circulus universalis ? — *Aff*.

N° 7.

Dédicace de Levacher de la Feutrie à Louis-Alexandre de La Rochefoucauld, Duc de la Rochefoucauld et de la Roche-Guyon (Armes).

N° 8. *22 janvier*.

Præs. Guenet (Antoine-Jean-Baptiste-Maclou).

Bac. **Levacher de La Feutrie** (Thomas) *Auctor*.

An sui sint capiti, pectori, abdomini et artubus sensus peculiares et reliquorum corporis humani sensuum reverâ principes ? — *Aff*.

N° 9. *26 janvier*.

Præs. Pelée de Varoncourt (André-Blaise).

Bac. **Belanger** (Ambroise-Auguste) *Auctor*.

An sola pars bilis colorata in intestinis deponatur ? — *Aff*.

N° 10. *12 février*.

Præs. Eslon (Charles-Nicolas d').

Bac. **Dumangin** (Jean-Baptiste-Eugène) *Auctor*.

An pro varia ætate variet temperamentum ? — *Aff*.

1767 (*suite*).

N° 11. *26 février*.

Præs. Raymond (Henri).

Bac. **Coutavoz** (Jean-Augustin) *Auctor*.

Num arteriæ ut sensibiles sic irritabiles ? — *Aff*.

N° 12. *3 mars*.

Præs. Langlois (Jean-Baptiste).

Bac. **Le Moine** (François-Marie) *Auctor*.

An fœtus sanguine materno et amnii liquore nutriatur ? — *Aff*.

N° 13. *5 mars*.

Dédicace de Ambroise-Auguste Belanger à Antoine-Louis Seguier.

Præs. Grandclas (Claude-François).

Bac. **Belanger** (Ambroise-Auguste) *Auctor*.

An aliæ a Sequanicis aquæ, Parisiensibus ad potum desiderandæ ? — *Neg*.

N° 14. *10 mars*.

Præs. Morand (Jean-François-Clément).

Bac. **Levacher de La Feutrie** (Thomas).

An paulo post partum celebrata saphenæ sectio, puerperæ non lactantis certa et tuta προφυλαξις ? — *Aff*.

N° 15. *12 mars*.

Præs. Nouguez (Martin).

Bac. **Dumangin** (Jean-Baptiste-Eugène).

An post longas defatigationes, subito instituta vita deses, periculosa ? — *Aff*.

N° 16. *17 mars*.

Præs. Gervaise (Louis-Alexandre).

Bac. **Colombier** (Jean).

An melancholicis peregrinatio ? — *Aff*.

N° 17. *19 mars*.

Præs. Hosty (Ambroise).

Bac. **Dupuy** (Bertrand) *Auctor*.

An sicut ad morum integritatum, ita ad sanitatem conservandam consuetudinum abusus noxius ? — *Aff*.

FACULTE DE MEDECINE

1767 (*suite*).

Nº 18. *24 mars.*

Præs. Mac-Mahon (Jean).

Bac. **Bourdelin** (Louis-Henri) *Auctor.*

An in lecto undique clauso dormire noxium ? — *Aff.*

Nº 19. *31 mars.*

Præs. Thiery (François).

Bac. **Desessartz** (Jean-Charles).

An ab omni re cibaria vasa ænea prorsus ab leganda ? — *Aff.*

Nº 20. *2 avril.*

Præs. Dorigny (Anne-Claude).

Bac. **Coutavoz** (Jean-Augustin) *Auctor.*

An Parisinis salubrius vere quam autumno rusticari ? — *Aff.*

Nº 21. *7 avril.*

Præs. Cosnier (Louis-Jean-Baptiste).

Bac. **Labiche** (Dominique-Jean-Baptiste de) *Auctor.*

An illud apprime ad sanitatem utile ut ne quid nimis — *Aff.*

Nº 22. *9 avril.*

Præs. Capet (Hugo).

Bac. **Lemoine** (François-Marie).

An recens nato recens lac maternum ? — *Aff.*

Nº 23. *14 avril.*

Præs. Adet (Pierre-Auguste).

Bac. **Vieillard** (Pierre-Marie) *Auctor.*

An tuendae sanitati, magis conducat, longa et ampla vestis, quam brevis et angusta ? — *Aff.*

Nº 24. *12 avril [alias novembre].*

Præs. Cezan (Louis-Alexandre).

Bac. **Labiche** (Jean-Baptiste de) *Auctor.*

An concocta movere ac purgare oporteat non vero cruda ? — *Aff.*

1767 (*suite*).

N° 25. *19 novembre.*

Præs. La Houssinière (François-Portier de).

Bac. **Le Vacher de la Feutrie** (Thomas) *Auctor*.

An apoplexiæ sangineæ simultanea per incisam temporalem arteriam venamque jugularem adversam sanguinis missio? — *Aff*.

N° 26. *26 novembre.*

Præs. Maigret (Jean-Baptiste-Alexandre).

Bac. **Bourdelin** (Louis-Henri).

An opium hystericis? — *Aff*.

N° 27. *3 décembre.*

Præs. Philip. (Joseph).

Bac. **Contavoz** (Jean-Auguste).

Danturne morbi salutares? — *Aff*.

N° 28. *17 décembre.*

Præs. Arcet (Jean d').

Bac. **Dupuy** (Bertrand) *Auctor*.

An præstet medicum diversas exercere medendi methodos? — *Aff*.

N° 29. *31 décembre.*

Præs. Thierry de Bussy (François).

Bac. **Vieillard** (Pierre-Marie).

An anginæ spuriæ periodice recurrenti catharsis? — *Aff*.

1768.

N° 30. *7 janvier.*

Præs. Gauthier (Hugo).

Bac. **Lemoine** (François-Marie).

An in febre maligna balneum? — *Aff*.

N° 31. *14 janvier.*

Præs. Boirot de Jonchères (Gilbert-Alexandre).

Bac. **Dumangin** (Jean-Baptiste-Eugène).

An epilepsiæ rara venæ sectio? — *Aff*.

1768 (*suite*).

N° 32. *4 février.*

Præs. Sallin (Charles).

Bac. **Belanger** (Ambroise-Auguste) *Auctor.*

An curandæ lui venereæ confirmatæ, methodus extinctionis aliis præstantior? — *Aff.*

N° 33. *11 février.*

Præs. Morand (Jean-François-Clément).

Bac. **Desessartz** (Jean-Charles) *Auctor.*

An detur hydrops in quo humectantia, diluentiaque hydragogis præmittenda? — *Aff.*

N° 34. *18 février.*

Præs. Jeanroy (Nicolas).

Bac. **Dumangin** (Jean-Baptiste-Eugène).

An quamdiu serpit gangræna, etiam a causis externis amputatio non tentanda? — *Aff.*

N° 35. *16 février.*

Præs. Lezurier (Cosme-Auguste).

Bac. **Colombier** (Jean) *Auctor.*

An ut in febribus intermittentibus, ita in plerisque morbis periodicis salubris Kinæ Kinæ usus? — *Aff.*

N° 36. *23 février.*

Præs. Roux (Auguste).

Bac. **Dupuy** (Bertrand) *Auctor.*

An in cachecticis quibusdam liceat, in aliis minime magnas operationes chirurgicas peragere? — *Aff.*

N° 37. *26 février.*

Præs. Le Bègue de Presle (Achille-Guillaume).

Bac. **Desessartz** (Jean-Charles).

An omnes ante maturitatem parotides aperiendæ? — *Aff.* (*Jam propugnata, anno 1744.*)

N° 38. *1er mars.*

Præs. Coste (César).

Bac. **Belanger** (Ambroise-Auguste).

An inter apostemata, pauca ferro sunt aperienda? — *Aff.* (*Louis-Jérôme* Cosnier. *Auctor*)

1768 (*suite*).

N° 39. *3 mars.*

Præs. Mauduyt de la Varenne (Pierre-Jean-Claude).

Bac. **Lemoine** (François-Marie).

An simplicia pulmonum vulnera acie facta, solis dieta et venæ sectione sanentur ? — *Aff.*

N° 40. *8 mars.*

Præs. Huaume (Etienne d').

Bac. **Le Vacher de la Feutrie** (Thomas) *Auctor.*

An fractis ossibus in situ post conformationem continendis machinæ vincturis anteponendæ ? — *Aff.*

N° 41. *10 mars.*

Præs. L'Epine (Guillaume-Joseph de).

Bac. **Vieillard** (Pierre-Marie) *Auctor.*

Utrum in pertinacibus capitis facieique doloribus aliquid prodesse possit sectio ramorum nervi quinti paris ? — *Neg.*

N° 42. *15 mars.*

Præs. Roussin de Montabourg (Jean-Armand).

Bac. **Labiche** (Dominique-Jean-Baptiste de).

An ad extrahendum calculum dissecanda ad pubem vesica ? — *Aff.*

(*Nicolat* Piètre, *anno 1635*).

N° 43. *17 mars.*

Præs. Malle (Natalis-Nicolas).

Bac. **Coutavoz** (Jean-Auguste) *Auctor.*

An assibus extremitatem comminutis fragmentorum extractio ? — *Neg.*

N° 44. *24 mars.*

Præs. Onglée (François-Louis-Thomas d').

Bac. **Colombier** (Jean) *Auctor.*

An pro multiplici cataractæ genere, multiplex ἐγχείρησις? — *Aff.*

1768 (*suite*).

N° 45. *29 mars.*

Præs. Fumée (Guillaume).

Bac. **Bourdelin** (Louis-Henri).

An in pectoris hydrope, quo maturior, eo felicior thoracis paracentesis ? — *Aff.*

N° 46. *17 novembre.*

Præs. Bourdelin (Louis-Henri).

Bac. **Lafisse** (Claude) *Auctor.*

An respirationis ope æquilibrium quoddam, aeris inter et sanguinis calorem, instituatur ? — *Aff.*

N° 47. *24 novembre.*

Præs. Vieillard (Pierre-Marie).

Bac. **Hérissant** (Louis-Antoine-Prosper) *Auctor.*

An a substantiæ terreæ intra poros cartilaginum appulsu ossum durities ? — *Aff.*

(Cette thèse comporte une planche gravée sur cuivre.)

N° 48. *1er décembre.*

Præs. Dessessartz (Jean-Charles).

Nollan (Jean-Jacques).

An sanguis e liene spissior ? — *Aff.*

N° 49. *15 décembre.*

Præs. Colombier (Jean).

Bac. **Solier de la Romillais** (Benjamin-Michel) *Auctor.*

An semen virile et catamœnia ab eadem causa ? — *Aff.*

N° 50. *22 décembre.*

Præs. Dupuy (Bertrand).

Bac. **La Noue** (Barthelemy-Pierre de).

An fiat bilis decompositio in intestinis ? — *Aff.*

N° 51. *29 décembre.*

Præs. Levacher de la Feutrie (Thomas).

Bac. **Guillotin** (Joseph-Ignace).

An vesiculæ felleæ per ductum cysticum bilis mittatur ? — *Aff.*

(*Auctore* A. Petit, *anno 1744*).

Coll. F. M. P. Vol. XV (*suite*).

1769

N° 52. *25 janvier.*

Præs. Dumangin (Jean-Baptiste-Eugène).

Bac. **Bucquet** (Jean-Baptiste-Michel).

An digestio alimentorum, vera digestio chimica ? — *Aff.*

N° 53. *7 février.*

Præs. — Labiche (Dominique-Jean-Baptiste de).

Bac. **Coquereau** (Charles-Jacques-Louis) *Auctor.*

An soliditati partium corporis humani conferat aer ? — *Aff.*

N° 54. *9 février.*

Præs. Barbeu du Bourg (Jacques).

Bac. **Guillotin** (Joseph-Ignace).

An carbonum vapor in clausis cameris sedulo vitandus ? — *Aff.*

(*Auctore Anna Carolo* Lorry, *anno 1747.*)

N° 55. *16 février.*

Præs. Messence (Jean-Jacques).

Bac. **La Noue** (Barthelemy-Pierre de).

An aquæ potus omnium saluberrimus ? — *Aff.*

(*Auctore Thomas-Bernard* Bertrand, *anno 1749*).

N° 56. *23 février.*

Præs. Therouldé de Vallun (Charles-François).

Bac. **Nollan** (Jean-Jacques).

An senibus lac ovillum ? — *Aff.*

(*Auctore* Pajon de Moncets).

N° 57. *2 mars.*

Præs. Lorry (Anne Charles).

Bac **Coquereau de Nancé** (Charles-Jacques-Louis). *Auctor.*

An aer corruptus expurgari possit ? — *Aff.*

N° 58. *7 mars.*

Præs. Petit (Antoine)

Bac. **Solier de la Romillais** (Benjamin-Michel).

An condimenta sanitati noxia ? — *Aff.*

(*Auctore Jacobo* Gourlez de la Motte.)

1769 (*suite*).

N° 59. *9 mars.*

Præs. Geoffroy (Etienne-Louis).

Bac. **Bucquet** (Jean-Baptiste-Michel).

An recens nato, lac recens enixæ matris ? — *Aff.*

(*Auctore Stephano Francisco* Geoffroy, *1703*.)

N° 60. *16 mars.*

Præs. Labreuille (Denis).

Bac. **Hérissant** (Louis-Antoine-Prosper) *Auctor.*

An corpora quæ lente extenuata sunt, lente reficienda ; quæ vero brevi, celeriter ? — *Aff.*

N° 61. *21 mars.*

Præs. Bernard (François).

Bac. **Lafisse** (Claude).

An, fami potius quam temporibus, in assumendo victu parendum ? — *Aff.*

(*Auctore Joanne* Le Thieulier, *antiquo Fac. Decano.*)

N° 62. *16 novembre.*

Præs. Coutavoz (Jean-Augustin).

Bac. **Lafisse**. (Claude) *Auctor.*

An quæ pleuritidis, eadem rheumatismati acuti indoles eadem curatio ? — *Aff.*

N° 63. *23 novembre.*

Præs. Lemoine (François-Marie).

Bac. **Lanoue** (Barthélemy-Pierre de).

An in curaudis affectibus, qui puerperarum suppressis prioribus lochiis superveniunt sola Antiphlogistica ?

(*Auctore Antonio* Petit, *1759*). *Aff.*

1770.

N° 64. *4 janvier.*

Præs. Belanger (Ambroise-Auguste).

Bac. **Bucquet** (Michel-Auguste).

An in febre maligna balneum ? — *Aff.*

(*Auctore Hugone* Gaultier *1767, nova edit., auctior et emendatior*).

1770 *(suite).*

N° 65. *25 janvier.*

Præs. Leys (Maximilien-Joseph).

Bac. **Nollan** (Jean-Jacques). *Auctor.*

An in variolis quandoque China China ? — *Aff.*

N° 66. *27 [alias 22] février.*

Præs. Descemet (Jean).

Bac. **Coquereau de Nancé** (Charles-Jacques-Louis) *Auctor.*

An sui sint morbis chronicis motus critici ? — *Aff.*

N° 67. *27 février.*

Præs. La Rivière (Jean-Baptiste-François de).

Bac. **Sollier de la Romillais** (Benjamin-Michel). *Auctor.*

An suppressis menstruis varia, pro variis symptomatibus instituenda venæ sectio ? — *Aff.*

N° 68. *1er mars.*

Præs. Despaturеaux (Guy-Daniel).

Bac. **Bucquet** (Jean-Baptiste-Michel).

An in partu difficile, sola manus instrumentum ? — *Aff.*

(*Auctore Joanne-Baptista-Ludovico* Chomel, *anno 1732*).

N° 69. *8 mars.*

Præs. Vacher (Cleriade). *Auctor.*

Bac. **La Noue** (Barthélemy-Pierre de).

Num bubones critici in febribus malignis statim incidendi ?

N° 70. *15 mars.*

Præs. Morisot Deslandes (Pierre-Joseph).

Bac. **Coquereau de Nancé** (Charles-Jacques-Louis).

An vulnerum curatio quo simplicior, eo melior ? — *Aff.*

(*Auctore Josepho Maria Francisco de* Lassone, *anno 1742.*)

1770 (*suite*).

N° 71. *20 mars.*

Præs. ROBERT (Marin-Jacques-Clair). *Auctor.*
Bac. **Guillotin** (Joseph-Ignace).
An prægnantibus, parturientibus et puerperis nulla, aut saltem non nisi lenientia remedia ? — *Aff.*

N° 72. *22 mars.*

Præs. MISSA (Henri-Michel).
Bac. **Lafisse** (Claude).
An lupiis caustica ? — *Aff.*

N° 73. *27 mars.*

Præs. MILLIN DE LA COURVAULT (Jean-Nicolas).
Bac. **Nollan** (Jean-Jacques).
An impeditis lacrimarum viis, parari debeat lacrimis artificiale iter, in cavum quod juxta majorem oculi canthum, inter superficiem internam palpebræ, et oculi globum deprehenditur ? — *Aff.*
(*Auctore* LE PREUX, D. M. P. *1766*).

N° 74. *29 mars.*

Præs. BORDEU (Théophile de).
Bac. **Guillotin** (Joseph-Ignace).
An ossa propre articulum fracta, post calli γένεσιν leni motu exercenda ? — *Aff.*
(*Auctore Petro-Ludovico Maria* MALOET, *anno 1752*).

N° 75. *5 avril.*

Præs. PAJON DE MONCETS (Pierre-Abraham).
Bac. **Solier de la Romillais** (Benjamin-Michel).
An pleræque herniæ, stypticorum ope, curari possint ? — *Aff.*

N° 76. *15 novembre.*

Præs. BUCQUET (Jean-Baptiste-Michel).
Bac. **Roussille de Chamseru** (Jean-François-Jacques), *Auctor.*
An retina primarium visionis instrumentum ? — *Aff.*

1770 (*suite*)

N° 77. *22 novembre.*

Præs. Coquereau (Charles-Jacques-Louis).

Bac. **Jussieu** (Antoine-Laurent de). *Auctor.*

An œconomiam animalem inter et vegetalem analogia? — *Aff.*

N° 78. *4 décembre.*

Præs. Guillotin (Joseph-Ignace).

Bac. **Bosquillon** (Edouard-François-Marie).

An præter genitalia sexus inter se discrepent? — *Aff.* (*Hæc thesis propugnata fuit anno 1750 Francisco* Thierry *præside et auctore*).

N° 79. *6 décembre.*

Præs. Lafisse (Claude).

Bac. **Saillant** (Charles-Jacques). *Auctor.*

An ex vario variarum arteriarum motu, variæ diagnosci possint hominum Διαθέσεις? — *Aff.*

N° 80. *13 décembre.*

Præs. Solier (Benjamin-Michel).

Bac. **Macquart** (Louis-Charles-Henri) *Auctor.*

An tymus in fœtu nutritioni inserviat, pulmonumque vices gerat? — *Aff.*

N° 81. *20 décembre.*

Præs. La Noue (Barthélemy-Pierre de).

Bac. **Varnier** (Charles-Louis).

Utrum a gangliis nervi intercostalis partium omnium consensus? — *Aff.*

(*Auctore Joanne-Stanislao* Mittié, *anno 1764*).

1771

N° 82. *8 janvier.*

Præs. Nollan (Jean-Jacques).

Bac. **Baget** (Henri-Jean). *Auctor.*

An a superflui humoris perspiratorii refluxu, catamenia? — *Aff.*

1771 (*suite*).

N° 83. *10 janvier.*

Præs. Guibert (Claude-Thomas-Guillaume).

Bac. **Paulet** (Jean-Jacques). *Auctor.*

An amor venereus, sextus sensus? — *Aff.*

[Non fuit probata a decano.]

N° 84. *15 janvier.*

Præs. Guilbert de Preval (Claude-Thomas-Guillaume).

Bac. **Paulet** (Jean-Jacques).

An ut sanguinis, ita et lymphæ alibiiis, detur per arterias et venas proprias circuitus? — *Aff.*

(*Auctore* Hugo Gautier, *anno 1761*).

N° 85. *17 janvier.*

Præs. Gourlez de la Motte (Jacques).

Bac. **Guindant** (Toussaint).

An generalibus a physicis legibus, quibus humanum ordinari corpus observatum est, natura quandoque discedere valeat? — *Aff.*

N° 86. *22 janvier.*

Præs. Bringaud (Simon-Antoine).

Bac. **Nizon** (Théobald). *Auctor.*

An uterina placenta radix? — *Aff.*

N° 87. *24 janvier.*

Præs. Gentil (Claude-Joseph).

Bac. **Bacher** (Philippe-Alexandre). *Auctor.*

An actio vitalis a proportione elasticitatis ad flexibilitatem? an animalis a fabrica eminentius flexili et elasticâ? — *Aff.*

N° 88. *29 janvier.*

Præs. Moreau (Edmond-Thomas).

Bac. **Cotton** (Joseph).

An temperamenti diversitas, a diversa fibrarum constitutione? — *Aff.*

(*Auctore* Jacobo Verdelhan des Moles, *anno 1744*).

1771 (*suite*).

N° 89. *7 février.*
Præs. Le Thieullier (Louis-Pierre-Félix-René).
Bac. **Goubelly** (Claude-André). *Auctor.*
An fœtus suspensio in ἀμνίῳ aquis, a funiculi curvaturâ, pendeat? — *Aff.*

N° 90. *5 février.*
Præs. Thurant (Jean-Baptiste).
Bac. **Villiers** (Jacques-François de).
An digestio alimentorum, vera digestio chymica? — *Aff.*
(*Auctore* Joanne-Baptista-Michaele Bucquet, *anno 1769*).

N° 91. *12 février.*
Præs. Maloet (Pierre-Louis-Marie).
Bac. **Caille** (Claude-Antoine). *Auctor.*
An calor animalis ab evolutione phlogisto per motum progressivum simul et fermentativum sanguinis? — *Aff.*

N° 92. *14 février.*
Præs. Paris (Jean-François).
Bac. **Saillant** (Charles-Jacques). *Auctor.*
An proprium hominis alimentum, vegetabilia? — *Aff.*

N° 93. *19 février.*
Præs. Doulcet (Denis-Claude).
Bac. **Paulet** (Jean-Jacques).
An sanitati noceat frequens exspuitio? — *Aff.*
(*Auctore* Savary, D. M. P.)

N° 94. *21 février.*
Præs. Le Clerc (Barthélemy-Toussaint).
Bac. **Caille** (Claude-Antoine).
An convivia sanitati conferant? — *Aff.*
(*Auctore* D. Vasse, *anno 1733*.)

N° 95. *8 mars.*
Præs. Morand (Jean-François-Clément).
Bac. **Villiers** (Jacques-François de).
An lithanthracia, vulgo hullæ (houilles ou charbons de terre), pabulum igni præbeant sanitati innoxium? *Aff.*

1771 (*suite*).

N° 96. *11 mars.*

Præs. Munier (Jean-Claude).

Bac. **Jussieu** (Antoine-Laurent de).

An clivi Meudonici situs, ut amœnus, sic salubris? — *Aff.*

(*Auctore*. Laur. Perret, D. M. P. *anno 1751.*)

N° 97. *12 mars.*

Præs. Petit (Antoine).

Bac. **Guindant** (Toussaint).

An salubrior in crines Equinos, quam in lanam pennasve, decubitus? — *Aff.*

N° 98. *14 mars.*

Præs. Pourfour du Petit (Etienne).

Bac. **Roussille de Chamseru** (Jean-François-Jacques). *Auctor*.

An lux salubrior a sole? — *Aff.*

N° 99. *18 mars.*

Præs. Boris (Pasques).

Bac. **Macquart** (Louis-Charles-Henri). *Auctor*.

An sanis adhibenda remedia? — *Aff.*

N° 100. *18 mars.*

Præs. Le Camus (Antoine).

Bac. **Cotton** (Joseph).

An fructuum horæorum esus et usus sit salubris? — *Aff.*

N° 101. *21 mars.*

Præs. Bellot (Florent-Charles).

Bac. **Goubelly** (Claude-André). *Auctor*.

An hystericis insultibus præcavendis, musice? — *Aff.*

N° 102. *26 mars.*

Præs. Patriot (Louis).

Bac. **Nizon** (Theobald).

An litteratis vita cœlebs? — *Aff.*

(*Auctore* Ant. Petit, *anno 1745*).

1771 (*suite*).

N° 103. *9 avril.*

Præs. Bidault (François).

Bac. **Varnier** (Charles-Louis). *Auctor.*

An antiquorum cœna salubrior ? — *Aff.*

N° 104. *16 avril.*

Præs. Poissonnier (Pierre).

Bac. **Bacher** (Philippe-Alexandre) *Auctor.*

An instinctus sanitatis tutor incertus ? — *Aff.*

N° 105. *23 avril.*

Præs. Arcelin (Pierre).

Bac. **Baget** (Henri-Jean). *Auctor.*

An infantium vagitus cunarum succussionibus compescere noxium ? — *Aff.*

N° 106. *25 avril.*

Præs. Chevalier de la Hamonais (Pierre).

Bac. **Bosquillon** (Edouard-François-Marie) [*Auctor*].

An a ventis vehementissimis et procellis aer salubrior reddatur ? — *Aff.*

N° 107. *14 novembre.*

Præs. Saint-Léger (Charles-Geille).

Bac. **Guindant** (Toussaint).

An acute febricitantibus temperata cubicula ? — *Aff.*

N° 108. *21 novembre.*

Præs. Garnier (Antoine).

Bac. **Goubelly** (Claude-André).

An melancholici leniter purgandi ? — *Aff.*

(*Auctore* Gervaise, 1749.)

N° 109. *28 novembre.*

Præs. Alleaume (Jacques-Louis).

Bac. **Nizon** (Theobald).

An variolis narcotica ? — *Aff.*

(*Auctore* Hyacintho-Theodoro Baron antiquo Fac. Dec., *anno 1732*).

1771 (*suite*).

N° 110. *5 décembre.*

Præs. Grandclas (Claude-François).

Bac Baget (Henri-Jean). *Auctor.*

Utrum in praxi medica dierum criticorum doctrinæ nimis fidere periculosum ? — *Aff.*

N° 111. *11 décembre.*

Præs. Morand (Jean-François-Clément).

Bac. **Macquart** (Louis-Charles-Henri).

An prægnantibus crebro periculosa catharsis, absque medici consilio instituta ? — *Aff.*

N° 112. *19 décembre.*

Præs. Nouguez (Martin).

Bac. **Bacher** (Philippe-Alexandre) *Auctor.*

An chronicos morbos perverso aquæ usu debellare periculosum ? — *Aff.*

1772

N° 113. *9 janvier.*

Præs. Gervaise (Louis-Alexandre).

Bac. **Villiers** (Jacques-François).

An variolarum inflammatio ab omnibus aliis diversa, quod sit inflammatio crisis, ac proinde semper fovenda et ad supurationem perducenda ? — *Aff.*

N° 114. *16 janvier.*

Præs. Horty (Ambroise).

Bac. **Cotton** (Joseph). *Auctor.*

An herpeti licet non venereæ sublimatum corrosivum ? — *Aff.*

N° 115. *23 janvier.*

Præs. Mac-Mahon (Jean).

Bac. **Bosquillon** (Edouard-François-Marie). *Auctor.*

An in praxi medica magni facienda sit crisium observatio ? — *Aff.*

1772 (*suite*).

N° 116. *30 janvier.*

Præs. Thiery (François).

Bac. **Jussieu** (Antoine-Laurent de).

An inveteratis alvi fluxibus simarouba ? — *Aff.*

(*Auctore* Antonio de Jussieu, *anno 1730.*)

N° 117. *6 février.*

Præs. Dorigny (Anne-Claude).

Bac. **Saillant** (Charles-Jacques). *Auctor.*

An præcipuum hominis in morbis internis medicamentum, vegetabilia ? — *Aff.*

N° 118. *22 février.*

Præs. Cosnier (Louis-Jean-Baptiste).

Bac. **Paulet** (Jean-Jacques). *Auctor.*

An in variolarum curatione, aer exterior, Parisiis, omni tempore, admittendus ? — *Neg.*

N° 119. *27 février.*

Præs. Barbeu du Bourg (Jacques).

Bac. **Varnier** (Charles-Louis).

An variolarum morbus, absque eruptione ? — *Aff.*

N° 120. *3 mars.*

Præs. Messence (Jean-Jacques).

Bac. **Caille** (Claude-Antoine). *Auctor.*

An morborum pulmonis acutorum curatio ponenda sit in expectorationis congruâ promotione ? — *Aff.*

N° 121. *3 mars*

Præs. Messence (Jean-Jacques).

Bac. **Caille** (Claude-Antoine).

An in morborum therapeia habenda est ratio epidemiæ grassantis ? — *Aff.*

(*Auctore* Le Bègue de Presles, 1759).

N° 122. *5 mars*

Præs. Thereulde de Vallun (Charles-François).

Bac. **Guindant** (Toussaint).

An contusioni cuicumque simplici interior simul et exterior vulnerariorum usus ? — *Aff.*

1772 (*suite*)

N° 123. *10 mars.*

Præs. Lorry (Anne-Charles).

Bac. **Jussieu** (Antoine-Laurent de).

Herbis, an ferro promptior tutiorque abscessuum a congestione curatio ? — *Aff.*

(*Auctore* Antonio de Jussieu, *anno 1738.*)

N° 124. *12 mars.*

Præs. Bertrand (Bernard-Nicolas).

Bac. **Baget** (Henri-Jean). *Auctor.*

An pro diversa hepatis abscessuum indole, diversa curatio ? — *Aff.*

N° 125. *17 mars.*

Præs. Geoffroy (Etienne-Louis).

Bac. **Bosquillon** (Edouard-François-Marie).

An in empyematis operatione scalpellum acu triangulari præstantius ? — *Aff.* (*Anno 1758*).

N° 126. *19 mars.*

Præs. Pautier de Labreuille (Denis).

Bac. **Cotton** (Joseph). *Auctor.*

An distorsionibus emollientia, relaxantia, anodina ? — *Aff.*

N° 127. *24 mars.*

Præs. Doulcet (Denis-Claude).

Bac. **Nizon** (Théobald).

Num in resecandis artubus, carnis segmina reservare satius ? — *Aff.*

(*Auctore* Elia Col de Villars, *anno 1746*).

N° 128. *26 mars.*

Præs. Le Clerc (Barthélemy-Toussaint).

Bac. **Bacher** (Philippe-Alexandre).

An legitimæ vulnerum suppurationi promovendæ cortex peruvianus ? — *Aff.*

(*Auctore* Ludovico Anna Lavirotte, *anno 1752*).

1772 (*suite*).

N° 129. *26 mars.*

Præs. PETIT (Antoine). *Auctor.*

Bac. **Varnier** (Charles-Louis).

An plumbea lamella sub cutim nova arte insinuata rectius, tutiusque quam alio quovis artificio contineantur in sede partes, quæ prolapsu suo hernias facere solent? — *Aff.*

N° 130. *3 avril.*

Præs. POURFOUR DU PETIT (Etienne).

Bac. **Villiers** (Jacques-François).

An senescentibus oculi inflammationibus, conjunctivæ scarificatio ? — *Aff.*

(*Auctore* POURFOUR DU PETIT, *anno 1746, propugnata*)

N° 131. *9 avril.*

Præs. BORIE (Pasques).

Bac. **Macquart** (Louis-Charles-Henri).

An qui tumores deleri debent, ferro potius quam cauterio potentiali, delendi ? — *Aff.*

(*Auctore* BOUVART, D.-M. *anno 1738*).

N° 132 (a). Dédicace de C. A. **Goubelly** à Antoine-Raymond-Jean-Gualbert-Gabriel de SARTINE.

(Armes grav. en taille douce).

N° 132 (b). *23 avril.*

Præs. BELLOT (Florent-Charles).

Bac. **Goubelly** (Claude-André). *Auctor.*

An capite fœtus incuneato, vectis forcipibus anteponendus ? — *Aff.*

Armes de la F. M. P. grav. en taille douce, rares (Cf. thèse n° 13 ci dessus).

N° 133 (a). Dédicace de J. F. J. **Roussille de Chamseru** à Louis-Pierre-Félix-René LE THIEULLIER.

(Armes de ce dernier grav. en taille douce.)

1772 (*suite*)

N° 133 (b). *28 avril.*

Præs. Patriot (Louis).

Bac. **Roussille de Chamseru** (Jean-François-Jacques). *Auctor.*

An ad feliciorem citioremque ulcerum curationem conferat blandior et rarior medicatio ? — *Aff.*

N° 134. *30 avril.*

Præs. Bidault (François).

Bac. **Paulet** (Jean-Jacques). *Auctor.*

An in omnibus paronychiæ speciebus, partis incisio, tutissimum præsidium? — *Aff.*

N° 135. *5 mai.*

Præs. Munier (Jean-Baptiste).

Bac. **Saillant** (Charles-Jacques) *Auctor.*

An vulneribus unicum linteum carptum? — *Aff.*

N° 136. *29 mai.*

Præs. Poissonnier (Pierre).

Bac. **Caille** (Claude-Antoine). *Auctor.*

An sit inutilis, quin imo nociva, cancri inveterati curatio quæcumque, sive instrumentis sive medicamentis ? — *Aff.*

Vol. XVI.

N° 1. *12 novembre.*

Præs. Jussieu (Antoine-Laurent de).

Bac. **Lalouette** (Jean-François-Achille).

An nutrimentum tandem detrimenti corporis causa ? — *Aff.*

(*Auctore* Petro Lalouette, *anno 1743.*)

N° 2. *19 novembre.*

Præs. Gourelly (Claude-André).

Bac. **Sabatier** (Antoine-Chaumont). *Auctor.*

An in vivis animalibus cavitatum cordis eadem capacitas ? — *Aff.*

1772 (*suite*)

N° 3. *26 novembre.*

Præs. Varnier (Charles-Louis).

Bac. **Brotone** (Jean-Charles de).

An digestio alimentorum, vera digestio chymica? *Aff.*

(*Auctore* Joanne-Baptista-Michaele Bucquet, *anno 1769*).

N° 4. *3 décembre.*

Præs. Guindant (Saint-Louis).

Bac. **Le Tenneur** (Thomas). *Auctor.*

An inter præcipuos respirationis usus, chili ex intestinis in sanguinem propulsio? — *Aff.*

N° 5. *10 décembre.*

Præs. Roussille de Chamseru (Jean-François-Jacques).

Bac. **Baignères** (Jean-Baptiste).

An in perspirationi et sudori cæterae excretiones vicariæ?

(*Authore* Michaele Philippo Bouvart, 1737).

N° 6. *17 décembre.*

Præs. Macquart (Louis-Charles-Henri).

Bac. **Vic d'Azyr** (Félix). *Auctor.*

An inter ossa capitis varii nisus absumantur communicatione, vibratione, oppositione? — *Aff.*

N° 7. *31 décembre.*

Præs. Bosquillon (Edouard-François-Marie).

Bac. **Desbois de Rochefort** (Louis). *Auctor.*

An ventriculus sympathiæ centrum? — *Aff.*

1773

N° 8. *7 janvier.*

Præs. Villiers (Jacques-François de).

Bac. **Frasne** (Jean-Mathieu de). *Auctor.*

An ex primis viis, mediante celluloso textu, materia lactis ad mammas deferatur? — *Aff.*

1773 (*suite*).

N° 9. *14 janvier.*
Præs. Bacher (Philippe-Alexandre).
Bac. **Jumelin** (Jean-Baptiste).
An functionis cujuslibet causa multiplex? — *Aff.*
(*Auctore* St-Joire, *anno 1756*).

N° 10. *21 janvier.*
Præs. Nizon (Theobald).
Bac. **Le Roy** (Alphonse-Vincent-Louis-Antoine).
An fœtui sanguis maternus alimento? — *Aff.*
(*Auctore* Antonio de Jussieu, *anno 1711*).

N° 11. *18 février.*
Præs. Saillant (Charles-Jacques).
Bac. **Duchanoy** (Claude-François).
An actio sine spiritu? — *Aff.*
(*Auctore* Hamon, *anno 1659*).

N° 12. *23 février.*
Præs. Benaget (Henri-Jean).
Bac. **Delaporte** (Jean-Jacques). *Auctor.*
An ab aere in superficium corporis irruente prima inspiratio? — *Aff.*

N° 13. *26 février.*
Præs. Bernard (François).
Bac **Le Tenneur** (Thomas). *Auctor.*
An magis amœna quam salubris in montium clivis habitatio? — *Aff.*

N° 14. *2 mars.*
Præs. Des Moles (Jacques-Verdelhau).
Bac. **Frasne** (Jean-Mathieu de). *Auctor.*
An hodierna methodus in disponendis et ex ornandi variis ædificiorum partibus, sanitati noceat? — *Aff.*

N° 15. *4 mars.*
Præs. Gevigland (Natalis-Marie de).
Bac. **Brotonne** (Jean-Charles de).
An frictus sit salutaris? — *Aff.*
(*Auctore* David Vasse, 1722).

1773 (*suite*).

N° 16. *11 mars.*

Præs. Gevigland (Natalis-Marie de).
Bac. **Duchanoy** (Claude-François).
An tabaco per nares sumpto substitui possit cosse pulveratum? — *Aff.*

N° 17. *16 mars.*

Præs. Herissant (François-David).
Bac. **Jumelin** (Jean-Baptiste).
An saccharum alimentum? — *Aff.*
(*Auctore* Stephano d'Huaume, *anno 1759*).

N° 18. *23 mars.*

Præs. Lalouette (Pierre).
Bac. **Lalouette** (Jean-François-Achille).
An ad sanitatem ut corporis, sic et mentis exercitatio? — *Aff.*
(*Auctore* P. J. C. Mauduyt de la Varenne, *anno 1759*).

N° 19. *26 mars.*

Præs. Macquer (Pierre-Joseph).
Bac. **Desbois de Rochefort** (Louis).
An in diæta lactea tonicorum usus? — *Aff.*

N° 20. *30 mars.*

Præs. Morand (Jean-François-Clément).
Bac. **Delaporte** (Jean-Jacques).
An qui humidioribus vescuntur diutius vivunt? — *Aff.*
(*Auctore* Antonio-Joanne Morand, *anno 1681*).

N° 21. *1er avril.*

Præs. Busson (Pierre).
Bac. **Le Roy** (Alphonse-Vincent-Louis-Antonin). *Auctor.*
An recens natorum sanitati recubare cum matribus conducat? — *Aff.*
(Fig. d'un appareil pour placer l'enfant. — grav. sur cuivre.)

1773 (*suite*)

N° 22. *6 avril.*

Præs. Bercher (Pierre).

Bac. **Vicq d'Azyr** (Félix).

An varius causariis, pro diversa tempestate, victus præscribendus? — *Aff.*

(Propugnata *anno 1745*, præside M. L. Vernage.)

18 novembre. Voir ci-après n° 29.

N° 23. *2 décembre.*

Præs. La Hamonnaye (Pierre-Chevalier de).

Bac. **Delaporte** (Jean-Jacques).

An incipiente pleuritidi aliquando emeticum? — *Aff.*

(*Anno 1743*).

N° 24. *9 décembre.*

Præs. Bernard (François).

Bac. **Le Tenneur** (Thomas) *Auctor.*

An venæ sectio minus timide, purgatio magis caute, quam vulgo fit, adhibenda? — *Aff.*

N° 25. *16 décembre.*

Præs. Liger (Charles-Louis).

Bac. **Frasne** (Jean-Mathieu de) *Auctor.*

An mutatis moribus Parisinorum, mutataque medicinæ theoria; rarior venæ sectio in morbis acutis? — *Aff.*

N° 26. *23 décembre.*

Præs. Guettard (Jean-Etienne).

Bac. **Sabatier** (Antoine-Chaumont) *Auctor.*

An thoracis hydropem tum cognoscere, tum curare difficillimum? — *Aff.*

N° 27. *30 décembre.*

Præs. Gevigland (Natalis-Marie de).

Bac. **Brotonne** (Jean-Charles de).

An in febribus malignis, post venæ sectionem, cito citius emeticum? — *Aff.*

(*Auctore* Joanne S. Joirz D. M. P.).

1774

N° 28. *13 janvier.*
Præs. Bourigny Despréaux (Charles-François).
Bac. **Duchanoy** (Claude-François).
An febri malignæ vesicantia ? — *Aff.*
(*Auctore* Antonio Bergier).

N° 29. *18 novembre 1773*
Præs. Cotton (Joseph).
Bac. **Jumelin** (Jean-Baptiste).
An herpeti non venereo sublimatum corrosivum ?
(*Auctore*, M. Cotton, *anno 1772*) (1).

N° 30. Dédicace de J.-L.-A. **Lalouette**
à Pierre Lalouette.

N° 31. *20 janvier.*
Præs. Lalouette (Pierre).
Bac. **Lalouette** (Jean-François-Achille).
An faustum sit omen qualibet in amaurosi periodus ? — *Aff.*

N° 32. *27 janvier.*
Præs. Macquer (Pierre-Joseph).
Bac. **Vicq d'Azyr** (Félix).
An lui veneræ sublimatum corrosivum ? — *Aff.*
(*Auctore* M. Guilbert, *anno 1705*).

N° 33. *3 février.*
Præs. Lassone (Joseph-Marie-François).
Bac. **Des Bois de Rochefort** (Louis) *Auctor.*
An præcipuus febrium intermittentium fomes regio epigastrica ? — *Aff.*

N° 34. *10 février.*
Præs. Busson (Julien).
Bac. **Baignières** (Jean-Baptiste).
Dantur-ne morbis salutares ? — *Aff.*
(*Auctore* M. Lud. Pet. Lehoc, *1721*).

---

(1) La place régulière de cette thèse est entre les n°s 22 et 23.

Coll. F. M. P. Vol. XVI (*suite*).

1774 (*suite*).

N° 35. *14 février*.

Præs. Bercher (Pierre).

Bac. **Leroy** (Alphonse-Vincent-Louis-Antoine).

An in inflammationibus pulmonum etiam cum sputo cruento aliquando emeticum ? —

(*Auctore* M. Petro Bercher, ex-decano, *anno 1741*).

N° 36. *17 février*.

Præs. Laurembert (Benjamin-Louis-Lucas de).

Bac. **Duchanoy** (Claude-François).

An ad extrahendum calculum dissecanda ad pubem vesica ? — *Aff*.

(M. Nicolaï Pietre, *anno 1635*).

N° 37. *22 février*.

Præs. Dupré (Louis-Gabriel).

Bac. **Des Bois de Rochefort** (Louis).

An in excitandis fonticulis lapis causticus præstantior ? — *Aff*.

N° 38. *25 février*.

Præs. Le Monnier (Louis-Guillaume).

Bac. **Lalouette** (Jean-François-Achille).

An cereoli in plerisque urethræ fistulis sectione præstantiores ? — *Aff*.

(*Auctore* M. Petro Lalouette, *anno 1742*).

N° 39. *1er mars*.

Præs. Bertin (Exupère-Joseph).

Bac. **Sabatier** (Antoine-Chaumont).

An in omni tumore ut plurimum sit tentenda resolutio ? — *Aff*.

(*Auctore* M. Desbois, *anno 1742*).

N° 40. *3 mars*.

Præs. Dionis (Charles).

Bac. **Baignères** (Jean-Baptiste).

An herniæ inguinali cum adhæsione, subligaculum nocet ? — *Aff*.

(*Auctor* M. Malouin, *anno 1742*).

1774 (*suite*)

N° 41. *8 mars.*

Præs. Rabours (Gédéon de).
Bac. **Brotonne** (Jean-Charles de).
An simplicia pulmonum, acie facta, solis diætâ, et venæ sectione sanantur ? —
(*Auctore* M. Adet).

N° 42. *10 mars.*

Præs. Garnier (Gui-André).
Bac. **Le Roi** (Alphonse-Vincent-Louis-Antoine).
An in omni partu, operatio chirurgica ? — *Aff.*
(*Auctore* M. Antonio-Joanne Daval, D. M. D. *anno 1742*).

N° 43. *15 mars.*

Præs. Ferret (Laurent).
Bac. **Vicq d'Azir** (Félix).
An in abscessu mediastini, celebranda sterni terebratio? — *Aff.*
(*Auctore* M. Roberto Huberto Linguet, *anno 1742*).

N° 44. *17 mars.*

Præs. Belleteste (Jean-Jacques).
Bac. **Frasne** (Jean-Mathieu de) *Auctor.*
An ligaturæ poliporum uteri instituendæ nova methodus anteponenda ? — *Aff.*
(Page 3, illustration grav. en taille-douce).

N° 45. *22 mars.*

Præs. Bouvart (Michel-Philippe).
Bac. **Le Tenneur** (Thomas) *Auctor.*
An ulcus inveteratum, si exaruerit, arte renovandum ? — *Aff.*

N° 46. *24 mars.*

Præs. Majault (Michel-Joseph).
Bac. **La Porte** (Jean-Jacques de) *Auctor.*
An hydropi pectoris paracenthesis ? — *Aff.*

1774 (*suite*).

N° 47. *29 mars.*

Præs. Cochon-Dupuy (Gaspard).

Bac. **Jumelin** (Jean-Baptiste).

An legitimæ vulnerum suppurationi promovendæ cortex Peruvianus ? — *Aff.*

(*Auctore* M. Lavirotte, *anno 1752*).

N° 48. *17 novembre.*

Præs. Lalouette (Jean-François-Achille de).

Bac. **Jeanroy** (Dieudonné) *Auctor.*

An tela cellulosa nutritionis organum ? — *Aff.*

N° 49. *22 décembre.*

Præs. Des Bois de Rochefort (Louis).

Bac. **Thouret** (Augustin).

Sunt-ne habiliores ad artem medicam,qui imaginatione praepollent ? — *Neg.*

(Propugnata *anno 1736*).

1775

N° 50. *12 janvier.*

Præs. Sabatier (Antoine-Chaumont).

Bac. **Munier** (Marie-Zorobabel).

An a globulosa sanguinis parte ad cutem appellentis, Ethiopum color ? — *Aff.*

N° 51.

Dedicace de Jean-René Sigault à Joseph Lieutaud.

N° 52. *16 février.*

Præs. Le Tenneur (Thomas).

Bac. **Sigault** (Jean-René) *Auctor.*

An a conceptu ad puerperium genus nervosum sensibilius ? — *Aff.*

N° 53. *21 février.*

Præs. Laporte (Jean-Jacques de).

Bac. **Thouret** (Augustin).

An retina primarium visionis organum ? — *Aff.*

1775 (*suite*).

N° 54. *23 février.*

Præs. Brotonne (Jean-Charles de).
Bac. **Thauraux** (Jean).
An nutritio secretionum opus ? — *Aff.*
(*Auctore* M. Lethieullier ex decano).

N° 55. *9 février.*

Præs. Vicq d'Azyr (Félix).
Bac. **Tossier** (Henri-Alexandre) *Auctor.*
An similis vegetantium et animantium generandi modus ? — *Aff.*

N° 56. *2 mars.*

Præs. Laurembert (Benjamin-Louis-Lucas de).
Bac. **Jeanroy** (Dieudonné).
An paucis et simplicibus contento ætas longior, vita salubrior ? — *Aff.*
(*Auctore* M. Alleaume Decano, *anno 1749*).

N° 57. *9 mars.*

Præs. Gevigland (Natalis-Marie de).
Bac. **Munier** (Marie-Zorobabel).
An redeunte vere cito redeat convalescenti sanitas ? — *Aff.*
(Propugnata *anno 1729*).

N° 58. *16 mars.*

Præs. Gevigland (Natalis-Marie de).
Bac. **Thouret** (Augustin).
An post longas defatigationes, subito instituta vita deses, periculosa ? — *Aff.*
(Propugnata *anno 1761*, *Auctore* Nicolas Jeanroy).

N° 59. *23 mars.*

Præs. Dionis (Charles).
Bac. **Thauraux** (Jean).
An in ætate media rariori indulgendum cibo ? — *Aff.*
(Propugnata *anno 1757*.)

1775 (*suite*).

N° 60. *30 mars.*

Præs. Gevigland (Natalis-Marie de).

Bac. **Tessier** (Henri-Alexandre) *Auctor.*

An ab animi aequabilitate sanitas ? — *Aff.*

N° 61. *6 avril.*

Præs. Gauthier (Hugo).

Bac. **Sigault** (Jean-René) *Auctor.*

An praegnantibus, parturientibus et puerperis diæta sæpius temperans, quandoque tonica ? — *Aff.*

N° 62. *16 nov.*

Præs. Jumelin (Jean-Baptiste).

Bac. **Munier** (Marie-Zorobabel).

An dysentericis anodina ? — *Aff.*

(*Auctore* M. Hunauld, *anno 1730.*)

N° 63.

Dédicace de Dieudonné Jeanroy à Nicolas Jeanroy.

N° 64. *7 décembre.*

Præs. Lasne (Jean-Mathieu de).

Bac. **Jeanroy** (Dieudonné) *Auctor.*

An arthritidis et rheumatismi character idem, eadem curatio ? — *Aff.*

N° 65. *14 décembre.*

Præs. Baignères (Jean-Baptiste).

Bac. **Tessier** (Henri-Alexandre) *Auctor.*

An a febre vulgari intermittente cito compescenda abstinendum ? — *Aff.* (1).

1776

N° 66. *4 janvier.*

Præs. Duchanoy (Claude-François).

Bac. **Thauraux** (Jean).

An in curandis affectibus, qui puerperarum, suppressis prioribus lochiis superveniunt, sola antiphlogistica ? — *Aff.*

(*Auctore* M. Antonio Petit).

1776 (*suite*)

N° 67. *18 janvier.*

Præs. HAZON (Jacques-Albert).

Bac. **Sigault** (Jean-René) *Auctor*.

An in puerperarum torminibus diversa curatio? — *Aff.*

N° 68. *25 janvier.*

Præs. DEJEAN (Claude-Charles).

Bac. **Thouret** (Augustin).

An affectibus soporosis emeticum? — *Aff.*

(*Auctore* M. Carolo Claudio DEJEAN, *1735*).

N° 69. *8 février.*

Præs. CAILLE (Claude-Antoine).

Bac. **Munier** (Marie-Zorobabel).

Utrum in ascite paracentesim tardare, malum? — *Aff.*

(*Auctore* M. HUNAULD [alias: Bertrand] *1730*).

N° 70. *15 février.*

Præs. COCHU (François-Félicité).

Bac. **Thauraux** (Jean).

An qui tumores deleri debent, ferro potius, quam cauterio potentiali, delendi? — *Aff.*

(*Auctore* M. Michaele-Philippo BOUVART, *1738*).

N° 71. *20 février.*

Præs. JUSSIEU (Joseph de).

Bac. **Jeanroy** (Dieudonné).

An quamdiu serpit gangræna, etiam a causis externis, amputatio non tentanda? — *Aff.*

(*Auctore* M. Nicolao JEANROY, *anno 1762*).

N° 72. *21 mars.*

Præs. LARIVIÈRE (Raymond de).

Bac. **Tessier** (Henri-Alexandre) *Auctor*.

An a frequentiori et inconsulto fonticulorum usu, malum? — *Aff.*

N° 73. *14 mars.*

Præs. CASAMAJOR (Antoine).

Bac. **Sigault** (Jean-René) *Auctor*.

An placentæ solutio naturæ committenda? — *Aff.*

1776 (*suite*).

N° 74. *29 février.*

Præs. Baron (Hyacinthe-Théodore).

Bac. **Thouret** (Augustin).

An fracto cranio semper admovenda terebra ? — *Neg.*

N° 75.

« Honoris et observantiæ gratia, aedes tuas reverenter adierunt Baccalaurei quatuordecim. » (Sequuntur nomina).

N° 76. *14 novembre.*

Præs. Des Bois de Rochefort (Louis).

Bac. **Marinier** (Jean-François).

An nutritio sit fluidorum duntaxat reparatio ? — *Aff.*

(M. de Valoncour, Theseos *auctore*).

N° 77. *21 novembre.*

Præs. Le Roy (Alphonse-Vincent-Louis-Antoine).

Bac. **Simonnet** (François-Nicolas).

An digestio alimentorum, vera digestio chymica ? — *Aff.*

(*Auctore* M. Joanne-Baptista-Michaele Bucquet. *1769*).

N° 78. Dédicace de Jeannet des Longrois à Pierre-Joseph Morisot Deslandes.

N° 79. *28 novembre* (1).

Præs. Jeanroy (Dieudonné).

Bac. **Jeannet des Longrois** (Jean-Baptiste-Claude) *Auctor.*

An in hepate materiae sanguinem colorantis defæcatio ? — *Aff.*

1777 (2).

N° 80. *13 février.*

Præs. Gevigland (Natalis-Marie de).

Bac. **Marinier** (Jean-François).

An sanitati noceat frequens exspuitio ? — *Aff.*

(*Auctore* Jacobo Savary, *1757*).

---

(1) **Note.** — Pour les thèses du mois de décembre 1776, voir les numéros ci-après 95, 96 et 97.

(2) **Note.** — Pour les thèses du mois de janvier et du commencement de février 1777, voir les numéros ci-après 98 à 106.

1777 (*suite*).

N° 81. *18 février.*

Præs. Belleteste (Jean-Jacques).

Bac. **Théry** (Jean-Baptiste-Joseph) *Auctor.*

An a pertinaci labore mors? — *Aff.*

N° 82. *20 février.*

Præs. Bouvart (Michel-Philippe).

Bac. **Doublet** (François).

An a rheumatismo recreatis pila, prophylacticum? — *Aff.*

(M. L. C. Bourdelin, *Auctore*, *1733*).

N° 83. *25 février.*

Præs. Solier de la Romillais (Benjamin-Michel).

Bac. **Hallot** (Louis-Charles).

*An liticinibus, cornicinibus, tibicinibus et id genus cæteris pithaulis et choraulis, Οἰνοποσία? — *Aff.*

(M. E. C. Bourru, *Auctore*, *1765*).

N° 84. *27 février.*

Præs. Leys (Maximilien-Joseph).

Bac. **Jussieu** (Christophe-Nicolas de).

An ad sanitatem, ut corporis sic et mentis exercitatio? — *Aff.*

(*Auctore* M. Mauduyt de la Varenne, *anno 1759.*)

N° 85. *4 mars.*

Præs. Hazon (Jacques-Albert).

Bac. **Laplanche** (Michel-François) *Auctor.*

An a præceptis diæteticis vita felicior? — *Aff.*

N° 86. *6 mars.*

Præs. Dejean (Claude-Charles).

Bac. **Bourdois de la Motte** (Edmond-Joachim). *Auctor.*

An diu focis ardentibus assidere, malum? — *Aff.*

N° 87. *11 mars.*

Præs. Cochu (François-Félicité).

Bac. **Hallé** (Jean-Natalis) *Auctor.*

An radiorum solarium actio sanitati conferat? — *Aff.*

1777 (*suite*).

N° 88. *13 mars.*

Præs. Gauthier (Hugo).

Bac. **Navier** (Toussaint-Claude-Nicolas) *Auctor.*

An magnatibus Rhedula niveo tractoria ? (gallice : Traineau) — *Aff.*

N° 89. *20 mars.*

Præs. Baron (Hyacinthe-Théodore).

Bac. **Michel** (Guillaume) *Auctor.*

An vinum Parisiensibus salubre ? — *Aff.*

N° 90. *25 mars.*

Præs. Pousse (Jean-Baptiste-Langlois-Louis-Marie).

Bac. **Simonnet** (François-Nicolas).

An prolem lactare matribus saluberrimum ? — *Aff.*

(*Auctore* Théodore Baron, D. M. D. *anno 1741*).

N° 91. *22 juillet.*

Præs. Casamajor (Antoine).

Bac. **Jeaunet des Longrois** (Jean-Baptiste-Claude). *Auctor.*

An nebuloso tempore seminis Badian usus ? — *Aff.*

N° 92. *24 juillet.*

Præs. La Rivière (Raymond de).

Bac. **Le Roux des Tillets** (Jean-Jacques) *Auctor.*

An detur modus aeris vitiæ detegendi et corrigendi ? — *Aff.*

N° 93. *31 juillet.*

Præs. Malouin (Paul-Jacques).

Bac. **Roussel de Vauzesme** (Augustin).

An ad sanitatem musice ? — *Aff.*

(Tertia editio).

N° 94. *13 novembre.* (1)

Præs. Munier (Marie-Zorobabel).

Bac. **Marinier** (Jean-François).

An variolarum inflammatio ab omnibus aliis diversa

(1) **Note** — Pour les thèses de fin novembre et du mois de décembre 1777, voir les numéros ci-après 107 à 111.

quod sit inflammatio — crisis, ac proinde semper fovenda et ad suppurationem perducenda ? — *Aff.*

(*Auctore* Ludovico-Alexandro GERVAISE).

N° 95 *5 décembre 1776.*

Præs. MUNIER (Marie-Zorobabel).

Bac. **Navier** (Toussaint-Claude-Nicolas) *Auctor.*

An systema glandulosum lymphæ officina ? — *Aff.*

N° 96 *12 décembre 1776.*

Præs. THOURET (Augustin).

Bac. **Laplanche** (Michel-François de) *Auctor.*

An a sola observatione sympathiæ doctrina ? — *Aff.*

N° 97. *19 décembre 1776.*

Præs. TESSIER (Henri-Alexandre).

Bac. **Hallé** (Jean-Natalis) *Auctor.*

An detur in corpore animato vis tonica ? — *Aff.*

1777 (*suite*).

N° 98. *2 janvier.*

Præs. SIGAULT (Jean-René).

Bac. **Roussel de Vauzesme** (Augustin de) *Auctor.*

An perfectio digestionis a latice nerveo ? — *Aff.*

N° 99. *9 janvier.*

Præs. MALOUIN (Paul-Jacques).

Bac. **Le Roux des Tillets** (Jean-Jacques).

An in actionis reactionisque æqualitate œconomia animalis ? — *Aff.*

(Tertia editio).

N° 100. *16 janvier.*

Præs. JUSSIEU (Bernard de).

Bac. **Jussieu** (Christophe-Nicolas de) *Auctor.*

An compar animantium et vegetantium perspiratio ? — *Aff.*

N° 101. *23 janvier.*

Præs. L'EPINE (Guillaume-Joseph de).

Bac. **Michel** (Guillaume) *Auctor.*

An temperamentorum varietas potius a victus genere quam a solo et cœlo repetenda ? — *Aff.*

1777 (*suite*).

N° 102. *30 janvier.*

Præs. Bourdelin (Louis-Claude).

Bac. **Doublet** (François) *Auctor.*

An multum medicinæ legali conferat Physiologia ? — *Aff.*

N° 103.

Dédicace de Louis-Charles Hallot à son père Louis-Charles Hallot.

N° 104. *4 février.*

Præs. Sigault (Jean-René.)

Bac. **Hallot** (Louis-Charles) *Auctor.*

An a reactionis remissione, incrementum ? — *Aff.*

N° 105. *6 février.*

Præs. Tessier (Henri-Alexandre).

Bac. **Théry** (Jean-Baptiste-Joseph).

An perspirationi et sudori cæteræ excretiones vicariæ ?— *Aff.*

(*Auctore* Michaele-Philippe Bouvart, 1737).

N° 106. *11 février.*

Præs. Thouret (Augustin).

Bac. **Bourdois de la Motte** (Edmond-Joachim).

An color sanguinis a vi vitæ ? — *Aff.*

13 novembre

Præs. Munier (Marie-Zorobabel).

Bac. **Marinier** (Jean-François).

An variolarum inflammatio ab omnibus aliis diversa ? — Quod sit inflammatio crisis, ac proinde semper fovenda et ad suppurationem perducenda ? — *Aff.*

(*Auctore* Ludovico-Alexandre Gervaise).

Manque dans la Collection Baron, mais figure à son rang chronologique, dans la Collection Bertrand (tome VII).

N° 107. *20 novembre.*

Præs. Jeanroy (Dieudonné).

Bac. **Halle** (Jean-Natalis) *Auctor.*

An remediorum, etiam empiricorum, adhibitio dogmatica ? — *Aff.*

1777 (*suite*).

N° 108. *27 novembre.*
Præs. Duchanoy (Claude-François).
Bac. **Théry** (Jean-Baptiste-Joseph).
An arthritidi sapo ? —
(*Auctore* Carolo-Ludovico Liger).

N° 109. *4 décembre.*
Præs. Baignères (Jean-Baptiste).
Bac. **Doublet** (François) *Auctor.*
An post mortem physica veneni certitudo difficile comparanda ? — *Aff.*

N° 110. *11 décembre.*
Præs. Le Roy (Alphonse-Vincent-Louis-Antoine).
Bac. **Michel** (Guillaume).
An colico dolori narcotica ? — *Aff.*
(Propugnata *anno 1745*).

N° 111. *18 décembre.*
Præs. Frasne (Jean-Mathieu de).
Bac. **Simonnet** (François-Nicolas).
An colicis figulis venæ sectio ? — *Neg.*
(*Auctore* Joanne-Baptista Dubois, *anno 1751*).

1778

N° 112. *8 janvier.*
Præs. Jumelin (Jean-Baptiste).
Bac. **Hallot** (Louis-Charles) *Auctor.*
An in arthritidis insultibus, venæ sectiones repetitæ ? — *Aff.*

N° 113. *15 janvier.*
Præs. Brotonne (Jean-Charles de).
Bac. **Le Roux des Tillets** (Jean-Jacques).
An specificum viperæ morsus antidotum, alkali volatile? *Aff.*
(*Auctore* J.-F.-C. Morand, *anno 1749*, iter propugn. *anno 1766*).

1778 (*suite*).

N° 114. *22 janvier.*

Præs. La Porte (Jean-Jacques de).

Bac. **Bourdois de la Motte** (Edmond-Joachim).

An variolis balnea tepida ? — *Aff.*

N° 115. *29 janvier.*

Præs. Le Tenneur (Thomas).

Bac. **Jussieu** (Christophe-Nicolas de).

An concocta movere ac purgare oporteat non vero cruda ? — *Aff.*

(Dominico-Joanne-Baptista de la Biche, *Auctore*).

N° 116. *5 février.*

Præs. Vicq d'Azyr (Félix).

Bac. **Roussel de Vauzesme** (Augustin).

An æther hemicraniæ nervosæ ? — *Aff.*

N° 117.

Dédicace de Toussaint-Claude-Nicolas Navier à Henri-Michel Missa.

N° 118. *19 février.*

Præs. Missa (Henri-Michel).

Bac. **Navier** (Toussaint-Claude-Nicolas) *Auctor.*

An variis chronicis variæ hepatis sulphurei species ? — *Aff.*

N° 119. *26 février.*

Præs. Desbois de Rochefort (Louis).

Bac. **Laplanche** (Michel-François de) *Auctor.*

An suppressis prioribus lochiis, hirudines ? — *Aff.*

N° 120. *3 mars.*

Præs. Lalouette (Jean-François-Achille de).

Bac. **Jeannet des Longrois** (Jean-Baptiste-Claude) *Auctor.*

An pertinaci et inveteratæ uteri hemorrhagiæ vinum antiscorbuticum ? — *Aff.*

1778 (*suite*).

5 mars.

Præs. COTTON (Joseph).

Bac. **Jeannet des Longrois** (Jean-Baptiste-Claude).

An mammarum cancri ferro tutior, quam causticis ablatis ? — *Neg.*

(*Auctore* Francisco BERNARD).

Cette thèse, qui manque à la Collection Baron, devrait, suivant les Commentaires, prendre rang ici. Elle figure d'ailleurs à son rang chronologique dans le dernier volume de la Collection Bertrand.

N° 121. *10 mars.*

Præs. BAGET (Henri-Jean).

Bac. **Jeannet des Longrois** (Jean-Baptiste-Claude).

An recenti vulnere nudatis ossibus, exfoliatio ? — *Neg.*

N° 122. *12 mars.*

Præs. SAILLANT (Charles-Jacques).

Bac. **Hallé** (Jean-Natalis) *Auctor.*

An antequam instituantur magnæ operationes chirurgicæ corpus medice præparandum ? *Aff.*

N° 123. *17 mars.*

Præs. NIZON (Théobald).

Bac. **Hallot** (Louis-Charles).

An satius sit catheterem in media suæ curvaturæ parte foraminulo utrinque pertundi, quam versus apicem ? — *Aff.*

(*Auctore* E. C. BOURRU, *anno 1766*).

Page 4, une grav. sur bois représentant la bougie dans l'urètre et la vessie.

N° 124. *19 mars.*

Præs. VARNIER (Charles-Louis).

Bac. **Théry** (Jean-Baptiste-Joseph).

An prægnanti superveniente uteri hæmorrhagiâ, partus manu promovendus ? — *Aff.*

(*Auctore* Joanne-Baptista-Ludovico CHOMEL, *anno 1742*).

1778 (*suite*).

N° 125. *24 mars.*

Præs. Villiers (Jacques-François de).

Bac. **Navier** (Toussaint-Claude-Nicolas).

An qui tumores deleri debent, ferro potius quam cauterio potentiali, delendi ? — *Aff.*

(*Auctore* Bouvard, D. M. *anno 1738*).

N° 126. *26 mars.*

Præs. Bosquillon (Edouard-François-Marie).

Bac. **Simonnet** (François-Nicolas).

An post gravem, ab ictu vel casu violento, capitis contusionem, etiam mediocriter suspecta fractura vel fissura, cutis una cum pericranio ad os usque incidenda ? — *Aff.*

(Propugnata *anno 1746*).

N° 127. *2 avril.*

Præs. Macquart (Louis-Charles-Henri).

Bac. **Bourdois de La Motte** (Edmond-Joachim).

An in omni tumore ut plurimum sit tentanda resolutio *Aff.*

(*Auctore* Desbois, *1742*).

N° 128. *9 avril.*

Præs. Roussille de Chamseru (Jean-François-Jacques).

Bac. **Laplanche** (Michel-François de) *Auctor.*

An in usu vesicantium cautelæ tum medicæ tum chirurgicæ ? — *Aff.*

N° 129. *7 mai.*

Præs. Guindant (Saint-Louis).

Bac. **Roussel de Vauzesme** (Augustin) *Auctor.*

An sectio symphyseos ossium pubis admittenda ? — *Aff.*

N° 130. *12 mai.*

Præs. Caille (Claude-Antoine).

Bac. **Michel** (Guillaume) *Auctor.*

An depressioni cataractæ sua laus ? — *Aff.*

1778 (*suite*).

N° 131. *14 mai.*

Præs. Bacher (Philippe-Alexandre).

Bac. **Doublet** (François) *Auctor*.

An a primaria vulnerum conditione, ipsorummet lethalitas apud judices repetenda ? — *Aff.*

N° 132. *19 mai.*

Præs. Goubelly (Claude-André).

Bac. **Le Roux des Tillets** (Jean-Baptiste).

An capite fœtus incuneato, ventis forcipibus anteponendus ? — *Aff.*

(*Auctore* Claudio Andræa Goubelly, 1770.)

N° 133. *21 mai.*

Præs. Jussieu (Antoine-Laurent de).

Bac. Jussieu (Christophe-Nicolas).

An in abscessu mediastini, celebranda sterni terebratio ? — *Aff.*

(*Auctore* Roberto Huberto Linguet, *anno 1742.*)

Fin du XVIe et dernier volume de la Collection in-4° proprement dite de Baron.

Continuation du Catalogue, d'après les volumes V et VI de la Collection de Montpellier et, partiellement, d'après le volume XVII de celle de Paris.

1778 (*suite*)

Collection de la Faculté de Médecine de Paris.	Collection de la Faculté de Médecine de Montpellier.
Vol. XVII	Vol. V

N° 1. *26 mai.* N° 53.

Præs. L'Epine (Guillaume-Joseph de).

Bac. **Crochet** (Etienne).

An adeo misere vivat, qui medice vivit ? — *Neg.*

(*Anno* 1743.)

1778 (*suite*)

N° 2. *29 mai.* N° 61.

Præs. Nollan (Jean-Jacques).
Bac. **Berthollet** (Claude-Louis). *Auctor.*
De variorum liquorum vinosorum diæteticis proprietatibus.

N° 3. *2 juin.* N° 64.

Præs. Solier de la Romillais (Benjamin-Michel).
Bac. **Champagne Dufresnay** (Henri-Hercule). *Auctor.*
An tum exoticis, tum indigenis vinis, præcellat Campanum? — *Aff.*

N° 4. *4 juin.* N° 49.

Præs. Lafisse (Claude).
Bac. **Wenzel** (Jacques de). *Auctor.*
An ad visus conservationem cautelæ ? — *Aff.*

10 juin. N° 45.

Præs. Guillotin (Joseph-Ignace).
Bac. **Corrion des Collines** (Pierre-Philipe). *Auctor.*
An Eurus sit ventorum saluberrimus ? — *Aff.*

N° 6. *12 juin.* N° 38.

Præs. Coquereau (Charles-Jacques-Louis).
Bac. **Chambon** (Nicolas).
An aer corruptas expurgari possit ? — *Aff.*
(*Auctore C. J. L.* Coquereau, *anno 1769.*)

15 juin. N° 35.

Præs. Bucquet (Jean-Baptiste-Michel).
Bac. **Fourcroy** (Antoine-François de). *Auctor.*
De utilitate effluviorum elasticorum gas dictorum ad tuendam sanitatem.

17 juin. N° 52.

Præs. Lemoine (François-Marie).
Bac **Grozieux de la Guerenne** (Jean). *Auctor.*
De aere et ipsius à carceribus, Nosocomiis, et cœmeteriis insalubritate.

1778 (*suite*)

23 juin. N° 40.

Præs. Coutavoz (Jean-Augustin).

Bac. **Mahon de Houssay** (Paul-Augustin-Olivier). *Auctor.*

An natura mire ad conservandam sanitatem ordinata ? — *Aff.*

26 juin. N° 43.

Præs. Dumangin (Jean-Baptiste-Eugène).

Bac. **Mathey** (Antoine).

De unctionibus veterum in hodiernos Europæorum ad regiones fervidas æstuantesque migrantium aut transfertantium usus revocandis.

2 juillet. N° 56.

Præs. Levacher de la Feutrie (Thomas).

Bac. **Laservolle** (Pierre). *Auctor.*

An aer Versaliarum sit salubris, atque major illi possit conciliari salubritatis gradus ? — *Aff.*

1er août. Mq.

Præs. Des Essartz (Jean-Charles).

Bac. **Le Roy** (Charles).

An febris naturæ medicatricis opus sit et instrumentum ?

27 octobre. N° 44.

Præs. Dupuy (Bertrand).

Bac. **Fouignet** (Etienne). *Auctor.*

Utrum a longiori somno morbus ? — *Aff.*

30 octobre. N° 37.

Præs. Colombier (Jean).

Bac. **Dupré** (Charles-Louis-Marie-Gabriel). *Auctor.*

Quemadmodum orbis universi sic et microcosmi sana constantia e sinu motus enascitur.

12 novembre. Mq.

Præs. Jussieu (Christophe-Nicolas de).

Bac. **Wenzel** (Jacques de).

An pulmonum officium puri aeris in atmosphera contenti inhalatio, impuri exhalatio ? — *Aff.*

1779.

26 janvier. N° 74.

Præs. Laplanche (Michel-François de).

Bac. **Mathey** (Antoine). *Auctor.*

De calore humano.

28 janvier. N° 68.

Præs. Bourdois de la Motte (Edmond-Joachim).

Bac. **Chambon** (Nicolas).

An perspirationi et sudori cæteræ excretiones vicariæ? — *Aff.*

(*Auctore* Michaele Philippo Bouvard, 1737.)

3 février. N° 81.

Præs. Navier (Toussaint-Claude-Nicolas).

Bac. **Grozieux de la Guerenne** (Jean). *Auctor.*

De natura animalium.

5 février. Mq.

Præs. Doublet (François).

Bac. **Houssay** (Mahon de).

An quo certior physiologica, eo medicina securior? — *Aff.*

9 février. N° 83.

Præs. Simonnet (François-Nicolas).

Bac. **Dupré** (Charles-Louis-Marie-Gabriel). *Auctor.*

Quibus orbis universus, iisdem et corpus organicum viribus regi affirmatur.

11 février. N° 73.

Præs. Jeannet des Longrois (Jean Baptiste-Claude).

Bac. **Fouignet de Pellegrue** (Etienne). *Auctor.*

An respiratio plus mechanica sit quam voluntaria? — *Aff.*

16 février. N° 78.

Præs. Michel (Guillaume).

Bac. **Crochet** (Etienne).

An præcellentia medicorum ab idiosynchrasiarum accuratiori notitia? — *Aff.*

1779 (*suite*).

N° 23 *18 février.* N° 82.

Præs. Roussel de Vauzesme (Auguste).
Bac. **Champagne du Fresnay** (Henry-Hercule).
Est-ne salivalis succus, præcipuum chyloseos instrumentum ? — *Aff.*
(Prop. *anno 1702.* Præs. Thuillier ; Bac. **Fermelhuis.**)

22 février. N° 71.

Præs. Eslon (Charles-Nicolas d').
Bac. **Champagne du Fresnay** (Henri-Hercule).
An in febribus malignis, post venæ sectionem cito citius emeticum ? — *Aff.*
(*Auctore* Joanne S. Joire, D.-M.-P.).

2 mars. N° 75.

Præs. Le Roux des Tillets (Jean-Baptiste).
Bac. **Berthollet** (Claude-Louis). *Auctor.*
De lacte animalium medicamentoso.

N° 26. *4 mars.* N° 72.

Præs. Hallot (Louis-Charles).
Bac. **Laservolle** (Pierre).
An quæ statim à menstrua purgatione concipiunt citius pariant ? — [Id est : felicius] — *Aff.*
(Propugn. *anno 1716.*)

9 mars. N° 76.

Præs. Marinier (Jean-François).
Bac. **Fourcroy** (Antoine-François).
De anatome comparata.

N° 28. *11 mars.* N° 84.

Præs. Théry (Jean-Baptiste-Joseph).
Bac. **Grozieux de la Guerenne** (Jean).
An suendi tendines ? — *Neg.*
(Propugn. *anno 1742.*)

1779 (*suite*)

N° 29. *16 mars.* N° 79.

Præs. Nollan (Jean-Jacques).

Bac. **Crochet** (Etienne).

An impedimentis lacrimarum viis, parari debeat lacrimis artificiale iter, in cavum quod juxta majorem oculi canthum, inter superficiem internam palpebræ, et oculi globum deprehenditur ? — *Aff.*

(Tertio propugn. *Auctore* Le Preux, D. M. P.)

N° 30. *18 mars.* N° 80.

Præs. Solier de la Romillais (Benjamin-Michel).

Bac. **Champagne du Fresnay** (Henri-Hercule).

An in omni tumore ut plurimum sit tentanda resolutio? — *Aff.*

(*Auctore* Desbois, *anno 1742, 1744.*)

23 mars. Mq.

Præs. Lafisse (Claude).

Bac. **Wenzel** (Jacques de).

De extractione cataractæ.

26 mars. Mq.

Præs. Guillotin (Joseph-Ignace).

Bac. **Laservolle** (Pierre).

An inflammationi pro varia sede resolutio, vel suppuratio potior ? — *Aff.*

(Propugn. *anno 1748.*)

N° 33. *30 mars.* N° 69.

Præs. Coquereau (Charles-Jacques-Louis).

Bac. **Chambon de Montaux** (Nicolas).

Ad legitimæ vulnerum suppurationi promovendæ cortex peruvianus ? — *Aff.*

(Propugn. *anno 1752.*)

N° 34. *13 avril.* Mq.

Præs. Bucquet (Jean-Baptiste-Michel).

Bac. **Fourcroy** (Antoine-François de).

De nova laryngotomiæ methodo.

1779 (*suite*).

N° 35. *15 avril.* Mq.

Præs. LEMOINE (François-Marie).
Bac. **Dupré** (Charles-Louis-Marie).
An in excitandis fonticulis lapis causticus præstantior? — *Aff.*
(*Auctore* Lud. Gab. DUPRÉ, D. M. P.)

N° 36. *20 avril.* Mq.

Præs. COUTAVOZ (Jean-Auguste).
Bac. **Berthollet** (Claude-Louis).
Num bubones critici in febribus malignis statim incidendi? — *Aff.*

N° 37. *27 avril.* Mq.

Præs. LE VACHER DE LA FEUTRIE (Thomas).
Bac. **Fouignet de Pellegrue** (Etienne). *Auctor.*
De quibusdam objectis adversus ossium pubis symphyseos sectionem.

N° 38. *29 avril.* Mq.

Præs. DUPUY (Bertrand).
Bac. **Mahon de Houssay** (Paul-Auguste-Olivier).
De fonticulorum usu.

18 novembre. N° 70.

Praes. COLOMBIER (Jean).
Bac. **Fourcroy** (Antoine-François de). *Auctor.*
De usu et abusu chemiæ in medendo.

21 décembre. N° 77.

Præs. MATHEY (Antoine).
Bac. **Lendormy-Laucour** (Antoine-Joseph-Victor).
An temperamenti diversitas, a diversa fibrarum constitutione. — *Aff.*
(*Auctore* Jacobo VERDELHAN DES MOLES, *anno 1744.*)

1780.

3 février. N° 87.

Præs. Cezan (Louis-Alexandre de).
Bac. **Crochet** (Etienne).
An dysentericis affectibus radix brasiliensis ? — *Aff.*
(*Propugnata, anno 1690.*)

3 février. N° 88.

Præs. Colombier (Jean).
Bac. **Fourcroy** (Antoine-François de).
An ut in febribus intermittentibus, ita in plerisque morbis periodicis salubris kinæ-kinæ usus ? — *Aff.*

8 février. N° 89.

Præs. Dessessartz (Jean-Charles).
Bac. **Laservole** (Pierre). *Auctor.*
De emeticorum viribus et agendi modo.

15 février. N° 95.

Præs. Langlois (Jean-Baptiste).
Bac. **Wenzel** (Jacques de).
An specificum viperæ morsus antidotum, alkali volatile ? — *Aff.*
(*Auctore* J.-F.-C. Morand, *anno 1749; iter. propugn. anno 1766.*)

17 février. N° 86.

Præs. Cézan (Louis-Alexandre de).
Bac. **Berthollet** (Claude-Louis).
De aquarum hepatisatarum naturâ, compositione artificiali et virtutibus.

24 février. N° 93.

Præs. Guenet (Antoine-Jean-Baptiste-Maclou).
Bac. **Chambon de Montaux** (Nicolas).
An in morborum therapeiâ habenda est ratio epidemiæ grassantis ? — *Aff.*
(*Auctore* le Begue de Presle, *1759.*)

1780 (*suite*)

29 février. N° 97.

Præs. Lepreux (Paul-Gabriel).

Bac. **Fouignet de Pellegrue** (Etienne). *Auctor.*

Morbum prava medendi methodo exacerbatum curatu difficiliorum esse.

2 mars. N° 92.

Præs. Guilbert (Louis-Claude).

Bac. **Grozieux de la Guerenne** (Jean).

An variolis narcotica ? — *Aff.*

(*Auctore* Hyacintho-Theodoro Baron, *antiquo Facultatis Decano, 1732.*)

7 mars. N° 85.

Præs. Bourru (Charles-Edmond).

Bac. **Mahon de Houssay** (Paul-Auguste-Olivier).

An in acutis diæta e solis vegetantibus ? — *Aff.*

(*Auctore* Anna-Claudio Dorigny, *1749.*)

9 mars. N° 96.

Præs. Roussin de Montabourg (Jean-Armand).

Bac. **Dupré** (Charles-Louis-Marie-Gabriel). *Auctor.*

Quid in corpus animatum valeat medicus.

N° 51. *4 avril.* N° 91.

Præs. Gardane (Joseph-Jacques).

Bac. **Mathey** (Antoine).

De morbis a cessatione menstruorum, vulgo dicta, *temps critique.*

N° 52. *16 novembre.* N° 98.

Præs. Paulet (Jean-Jacques).

Bac. **Pujo** (Pierre).

An perspirationi et sudori cæteræ excretiones vicariæ ? — *Aff.* (*Auctore* Michaele Philippo Bouvart, *1737.*)

N° 53. *14 décembre.* N° 90.

Præs. Dupré (Charles-Louis-Marie-Gabriel).

Bac. **Petit-Radel** (Philippe). *Auctor.*

An ad fœtus nutritionem lac et sanguis ? — *Aff.*

Coll. F. M. P. Vol. XVII (suite). Coll. F. M. M. Vol. V (suite).

1780 (*suite*).

N° 54. *21 décembre.* N° 94.

Præs. Mathey (Antoine).
Bac. **Lendormy-Laucour** (Antoine-Joseph-Victor).
An temperamenti diversitas, a diversa fibrarum constitutione ? — *Aff.*
(*Auctore* Jacobo Verdelhan des Moles, *anno 1744.*)

1781

N° 55. *4 janvier.* N° 100.

Præs. Bertollet (Claude-Louis).
Bac. **Montaigu** (Louis-Cyprien de).
An nitidus faciei color bene moratorum viscerum index? — *Aff.*

25 janvier. N° 104.

Præs. Crochet (Etienne).
Bac. **Laverne** (Nicolas-François).
An nutritio secretionum opus ? — *Aff.*
(*Auctore* P. F. Afforty, *1752.*)

N° 57. *22 février.* N° 112.

Præs. Mahon de Houssay (Paul-Auguste-Olivier).
Bac. **Corvisart-Desmarets** (Jean-Nicolas). *Auctor.*
An menstruationi promovendæ impar plethora? — *Aff.*

N° 58. *27 février.* N° 110.

Præs. Laservolle (Pierre).
Bac. **Louiche-Desfontaines** (René).
An præcipuum respirationis organum diaphragma ? — *Aff.* (J.-B.-L. Chomel, *auctore, anno 1732.*)

1er mars. N° 105.

Præs. Dessessartz (Jean-Charles).
Bac. **Corvisart-Desmarets** (Jean-Nicolas).
An senibus lac ovillum ? — *Aff.*

1781 (*suite*).

8 mars. N° 101.

Præs. Cezan (Louis-Alexandre de).
Bac. **Petit-Radel** (Philippe).
An sanis quotidianus ἐνεμάτων simplicium usus? — *Aff.*
(*Auctore* Francisco-Thomas d'Onglée, *anno 1757.*)

N° 61. *15 mars.* N° 108.

Præs. Langlois (Jean-Baptiste).
Bac. **Montaigu** (Louis-Cyprien de).
An prolem lactare matribus saluberrimum? — *Aff.*
(Theodoro Baron, D. M. P. *anno 1741*).

22 mars. N° 102.

Præs. Cézan (Louis-Alexandre de).
Bac. **Louiche-Desfontaines** (René).
An casti rarius aegrotent, facilius curentur? — *Aff.*
(*Auctore* Joanne-Baptista-Ludovico Chomel, D. M. P. *anno 1735*).

N° 63. *29 mars.* N° 109.

Præs. Langlois (Jean-Baptiste).
Bac. **Laverne** (Nicolas-François).
An adeo misere vivat, qui medice vivit? — *Neg.*
(*Auctore* Guillelmo Josepho de l'Epine, *anno 1743.*)

N° 64. *5 avril.* N° 107.

Præs. Guenet (Antoine-Jean-Baptiste).
Bac. **Pujo** (Pierre).
An e rheumatismo recreatis pila, prophylacticum? — *Aff.* (L.-C. Bourru *auctore*, *anno 1733.*)

7 avril. N° 106.

Præs. Fillion (Robert).
Bac. **Brun** (Anne).
Utrum, in curandâ asphyxiâ ab aere mephitico ortâ, methodus stimulans ac refrigescens cæteris sit anteponenda? — *Aff.*

Coll. F. M. P. Vol. XVII (*suite*). | Coll. F. M. M. Vol. V (*suite*).

1781 (*suite*)

N° 66. *10 avril.* N° 111.

Præs. Lepreux (Paul-Gabriel).

Bac. **Lendormy-Laucour** (Antoine-Joseph-Victor). *Auctor.*

An sanitati probitas? — *Aff.*

N° 67. *15 novembre.* N° 103.

Præs. Champagne du Fresnay (Henri-Hercule).

Bac. **Lendormy-Laucour** (Joseph-Victor).

An convulsionibus recens natorum vomitoria? — *Aff.*

(*Auctore* Paulo-Gabriele Lepreux, *anno 1765.*)

22 novembre. N° 116.

Præs. Wenzel (Jacques de).

Bac. **Corvisart-Desmarets** (Jean-Nicolas).

An dysentericis anodyna? — *Aff.*

(*Auctore* Francisco-Josepho Hunauld, *anno 1730.*)

29 novembre. N° 114.

Præs. Mitié (Jean-Stanislas).

Bac. **Louiche-Desfontaines** (René).

An melancholici leniter purgandi? — *Aff.*

(*Auctore* Gervaise D. M. P. *1749.*)

4 décembre. N° 99.

Præs. Andry (Charles-Louis-François).

Bac. **Petit-Radel** (Philippe). *Auctor.*

An scorbuto acidum cretæ? — *Aff.*

N° 71. *13 décembre.* N° 113.

Præs. Maigret (Jean-Baptiste-Alexandre).

Bac. **Montaigu** (Louis-Cyprien de).

An pro distinctis ægris, ægritudines diversæ! — *Aff.*

(*Auctore* Ferrein, *anno 1738.*)

N° 72. *20 décembre.* N° 115.

Præs. Philip (Joseph).

Bac. **Laverne** (Nicolas-François).

Utrum in pleuritide sanguis mittendus e bracchio lateris affecti? — *Aff.*

(*Auctore* et proponente, *anno 1763*, Josepho Philip.)

1782

N° 73. *7 février.* N° 119.

Præs. Arcet (Jean d')

Bac. **Pujo** (Pierre).

An in febribus malignis post venæ sectionem cito citius emeticum ? — *Aff.*

(*Auctore* Joanne S. Joire D. M. P.)

N° 74. *14 février.* N° 126.

Præs. Thiery de Bussy (François).

Bac. **Lendormy-Laucour** (Antoine-Joseph-Victor).

An fracto cranio semper admovenda terebra ? — *Neg.*

N° 75. *19 février.* N° 127.

Præs. Gauthier (Hugo).

Bac. **Corvisart-Desmarets** (Jean-Nicolas).

An noxiæ vulneribus turundæ ? — *Aff.*

(*Auctor* Jacobo Fourneau, *anno 1732.*)

N° 76. *21 février.* N° 117.

Præs. Boyrot de Jonchères (Louis-Gilbert).

Bac. **Pujo** (Pierre).

An chirurgia medicinæ principiorum inops sit manca ? — *Aff.*

(*Auctore* Francisco Pousse, *anno 1730*).

N° 77. *28 février.* N° 125.

Præs. Sallin (Charles).

Bac. **Petit-Radel** (Philippe).

An capite fœtus incuneato, vectis forcipibus anteponendus ? — *Aff.*

(*Auctore* Claudio-Andræa Goubelly, *anno 1772.*)

N° 78. *5 mars.* N° 128.

Præs. Vacher (Simon).

Bac. **Louiche-Desfontaines** (René).

An magni abscessus ferro, non cauteriis, aperiendi ? — *Aff.*

(*Auctore* Simone Vacher, *anno 1763.*)

1782 (*suite*).

N° 79. *7 mars.* N° 123.

Præs. Lézurier (Cosme-Augustin).

Bac. **Montaigu** (Louis-Cyprien de.)

An turundarum intromissio pectoris vulneribus noxia? — *Aff.*

(*Propugnata anno 1736.*)

N° 80. *21 mars.* N° 121.

Præs. Jeanroy (Nicolas).

Bac. **Laverne** (Nicolas-François). *Auctor.*

An artuum reductio, amputatiove procrastinanda? — *Aff.*

N° 81. *27 mars.* N° 120.

Præs. Gardane (Joseph-Jacques).

Bac. **Géraud** (Mathieu).

Utrum homo sanus, qui et bene valet et suae spontis est, nullis obligare se legibus debeat? — *Aff.*

(*Propugnata 26 febr. 1781* Augustino Roux, *Auctore.*)

14 novembre. N° 118.

Præs. Corvisart-Desmarets (Jean-Nicolas).

Bac. **Demours** (Antoine-Pierre). *Auctor.*

An retina immediatum visionis organum? — *Aff.*

N° 83. *28 novembre.* N° 122.

Præs. Lendormy-Laucourt (Antoine-Joseph-Victor).

Bac. **Roze de l'Epinoy** (Jean-Baptiste-Adrien). *Auctor.*

An sensus externi, tactus modificationes? — *Aff.*

10 décembre. N° 124.

Præs. Pourfour-du-Petit (Etienne).

Bac. **Bouriat** (Bernard-Félix).

An a vasorum aucta aut imminuta contractilitate omnis morbus? — *Aff.*

(Propugnavit *13 jan.* Gourlez de la Motte præside de Magny).

Coll. F. M. P. Vol. XVII (*suite*). Coll. F. M. M. Vol. V (*suite*).

1783

N° 15.

Dédicace de Joseph-François BOURDIER DE LA MOULIÈRE à François BOURDIER.

2 janvier. N° 16.

Præs. PUJO (Pierre.)

Bac. **Bourdier de Lamoulière** (Joseph-François).

An in venæ sectione re verâ sanguinis adsit dimotio ? — *Aff.*

9 janvier. N° 8.

Præs. LAVERNE (Nicolas-François).

Bac. **Gille** (Jean-Joseph). *Auctor.*

An producendae ossificationi periosteum impar ? — *Aff.*

N° 87. *13 février.* N° 7.

Præs. LOUICHE-DESFONTAINES (René).

Bac. **Desmarescaux** (Antoine-François-Placide-Joseph).

An vita corporis, continua in cibos actio ? — *Aff.*

27 février. N° 14.

Præs. PETIT-RADEL (Philippe).

Bac. **Ducos** (Jean-Jacques-Jérôme).

An chylosi promovendæ, tritus ? — *Aff.*

4 mars. N° 13.

Præs. MONTAIGU (Louis-Cyprien de).

Bac. **Géraud** (Mathieu).

Est ne fœmina viro salacior ?— *Aff.*

(Propugn. *anno 1669, 28 febr.*, præside DE FARCY).

6 mars. N° 4.

Præs. GUILBERT (Louis-Claude).

Bac. **Roze Delépinoy** (Jean-Baptiste-Adrien). *Auctor.*

An ambitio noceat sanitati ? — *Aff.*

11 mars. N° 1.

Præs. BOURRU (Edmond-Claude).

Bac. **Ducos** (Jean-Jacques-Jérôme).

An senibus meri potio insalubris ? — *Aff.*

1783 (*suite*).

13 mars. N° 5.

Præs. LANGLOIS (Jean-Baptiste).
Bac. **Demours** (Antoine-Pierre).
An redeunte vere cito redeat convalescenti sanitas? — *Aff.*
(Propugnata *anno 1729.*)

1er avril. N° 12.

Præs. MITTIÉ (Jean-Stanislas).
Bac. **Bourdier de La Moulière** (Joseph-François).
An aer calidus siccus, salubrior? — *Aff.*
(Propugnata *16 martii 1773*, Gasparo COCHON DUPUY.)

3 avril. N° 6.

Præs. LANGLOIS (Jean-Baptiste).
Bac. **Gille** (Jean-Joseph).
An inter edendum ostrea, meri potus? — *Aff.*
(Propugnata *29 aprilis 1745* a POURFOUR DU PETIT nunc decano, theseos *auctore.*)

10 avril. N° 10.

Præs. MAIGRET (Jean-Baptiste-Alexandre).
Bac. **Desmarescaux** (Antoine-François-Placide-Joseph).
An panis ut cuique acceptissimus est, ita saluberrimus? — *Aff.*

13 novembre. N° 17.

Præs. THAURAUX (Jean).
Bac. **Ducos** (Jean-Jacques-Jérôme).
An rheumatismo sudorifica? — *Aff.*
(Propugnata *4 febr. 1666*, a Paulo MATTOT, Nicolao RICHARD, præside.)

20 novembre. N° 9.

Præs. LE BÈGUE DE PRESLE (Achille-Guillaume).
Bac. **Roze de l'Epinoy** (Jean-Baptiste-Adrien).
An alvi diuturno fluori vomitus? — *Aff.*

1783 (*suite*)

27 novembre. N° 2.

Præs. Coste (César).
Bac. **Bourdier de La Moulière** (Joseph-François).
Sunt-ne diuretica hydropis præcipua remedia? — *Aff.*
(Propugnata *13 nov. 1681*, a Guido Erasmo Emmerez; Joanne Claude de l'Arbre, præside.)

4 décembre. N° 11.

Præs. Mauduyt de La Varenne (Pierre-Jean-Claude).
Bac. **Géraud** (Mathieu).
An dysentericis anodyna? — *Aff.*
(*Auctore* Hunauld, *anno 1730.*)

18 décembre. N° 3.

Præs. Grossin Duhaume (Etienne).
Bac. **Demours** (Antoine-Pierre).
An dysentheriae ipecacuanha? — *Aff.*
(Propugnata *anno 1745* a Dyonisio Pautier de La Breuille, Ludovico Desbois, præside.)

1784

19 février. N° 29.

Præs. Roussin de Montabourg (Jean-Armand).
Bac. **Gilles** (Jean-Joseph).
An cancri curatio remediis attenuantibus tentenda? — *Aff.*

24 février. N° 28.

Præs. Mallet (Natalis-Nicolas).
Bac. **Desmarescaux** (Antoine-François-Placide-Joseph).
An ex negato veneris usu morbi? — *Aff.*
(Propugnata *1722*, ab Ant. Casamajor; Gabriele Antonio Jacques, præside.)

1784 (*suite*).

N° 103. *26 février.* N° 23.

Præs. ONGLÉE (François-Louis-Thomas d').

Bac. **Roze de l'Epinoy** (Jean-Baptiste-Adrien).

An post gravem, ab ictu vel casu violento, capitis contusionem, etiam mediocriter suspecta cranii fractura vel fissura, cutis una cum pericranio ad os usque incidenda? — *Aff.*

(Propugnata *1734* a Gaspare COCHON DUPUY, DELÉPINE præside.)

N° 104. *2 mars.* N° 24.

Præs. FUMÉE (Guillaume).

Bac. **Desmarescaux** (Antoine-François-Placide-Joseph).

An fracto cranio, semper admovenda terebra ? — *Aff.*

(Propugnata *1732*, ab Hyacintho Theodore BARON, Petro LETONNELIER præside.)

4 mars. N° 20.

Præs. ROBERT (Marin-Jacques-Clair).

Bac. **Demours** (Antoine-Pierre).

An leucophlegmatiae, leves scarificationes ? — *Aff.*

(Propugnata a Joanne MIDY, Elia Colo de VILARS, præside).

N° 106. *16 mars.* N° 26.

Præs. LEYS (Maximilien-Joseph).

Bac. **Bourdier de La Moulière** (Joseph-François) *Auctor.*

An solito frequentius hepatis abcessus aperiendi? — *Aff.*

N° 107. *18 mars.* N° 27.

Præs. DESCEMET (Jean).

Bac. **Géraud** (Mathieu).

Ab in abcessu mediastini, celebranda sterni terebratio ? — *Aff.*

(*Auctore* Roberto Huberto LINGUET, *anni 1742.*)

1784 (*suite*)

23 mars. N° 21.

Præs. Despatureaux (Guy Danié).

Bac. **Gille** (Jean-Joseph). *Auctor*.

An amputationis prima curatio topicis anodynis instituenda? — *Aff*.

26 mars. N° 18.

Præs. Bagiet (Henri-Jean).

Bac. **Ducos** (Jean-Jacques-Jérôme).

An simplicia pulmonum vulnera acie facta, solis diæta et venæ sectionè sanantur? — *Aff*.

(Propugnata *anno 1740*, Michaele Procope-Couteaux præside.)

18 novembre. N° 22.

Præs. Desmarescaux (Antoine-François-Placide-Joseph).

Bac. **Plunnet** [*sic*] (Bernard-Nicolas).

An causa vitæ, causa mortis? — *Aff*.

(*Auctore* Cochu, 1732.)

2 décembre. N° 25.

Præs. Gilles (Jean-Joseph).

Bac. **Beauvais de Préau** (Charles-Nicolas).

An senium a fibrarum rigiditate? — *Aff*.

(*Auctore* Vieillard, 1739.)

9 décembre. N° 30.

Præs. Roze de l'Epinoy (Jean-Baptiste).

Bac. **Dideron** (François-Gaspard).

Utrum a nervis præcipui partium consensus? — *Aff*.

(*Auctore* Stephano Grossin Duhaume, *anno 1758*.)

30 décembre. N° 19.

Præs. Bourdier de Lamoulière (Joseph-François). *Auctor*.

Bac. **Cozette** (François-Henri-Théodore).

An quot sensus tot sensoria? — *Aff*.

Coll. F. M. P. Vol. XVII (*suite*). Coll. F. M. M. Vol. V (*suite*).

1785

N° 114. *27 janvier.* N° 35.

Præs. Demours (Antoine-Pierre).

Bac **Borie** (Philibert). *Auctor.*

An causa partus ex uteri fibrarum explicatione non ultra producenda pendeat ? — *Aff.*

N° 36.

Dédicace de Claude Barthélemy Jean Leclerc à Barthélemy Toussaint Leclerc.

N° 115. *3 février.* N° 37.

Præs. Ducos (Jean-Jacques-Jérôme).

Bac. **Leclerc** (Claude-Barthélemy-Jean). *Auctor.*

An corpus humanum vivens, organum, non machina ? — *Aff.*

N° 39.

Dédicace de Pierre-Auguste Adet à la Faculté de Médecine de Paris.

N° 116. *8 février.* N° 40.

Præs. Géraud (Mathieu).

Bac. **Adet** (Pierre-Auguste). *Auctor.*

An a compressis nervis ossium insensibilitas ? — *Aff.*

10 mars. N° 44.

Præs. Thiery de Bussy.

Bac. **Pluuinet** (Bernard-Nicolas). *Auctor.*

Utrum hodierna capillos componendi ratio sanitati minus conducat ? — *Aff.*

19 avril. N° 33.

Præs. Vacher (Simon).

Bac. **Leclerc.** (Claude-Barthélemy-Jean). *Auctor.*

An scientiæ viris, præclaræ fœminis artes ? — *Aff.*

21 avril. N° 38.

Præs. Gautier (Hugo).

Bac. **Cozette** (François-Henri-Théodore). *Auctor.*

An civium sanitati noceat frequens et inconsulta medici muneris affectatio ? — *Aff.*

1785 (*suite*).

26 avril. N° 31.

Præs. Boyrot de Joncheres (Louis-Gilbert).
Bac. **Borie** (Philibert) *Auctor*.
An choreæ nocturnæ sanitati nocivæ ? — *Aff*.

14 juin. N° 43.

Præs. Philip (Joseph).
Bac. **Dideron** (François-Gaspard). *Auctor*.
An fructus horæi, nedum noceant, plurimum prosint ? — *Aff*.

28 juin. N° 45.

Præs. Sallin (Jean-Charles-Henri).
Bac. **Adet** (Pierre-Auguste). *Auctor*.
An ex eudiometricis experimentis gradus salubritatis aeris æstimandus ? — *Neg*.

14 septembre. N° 34.

Præs. Arcet (Jean d').
Bac. **Beauvais de Préau** (Charles-Nicolas). *Auctor*.
Utrum aquæ ligeris haustus, morbis, apud aurelianos præcaveat ? — *Aff*.

17 novembre. N° 41.

Præs. Missa (Henri-Michel).
Bac. **Dideron** (François-Gaspard).
An hydropi venæ sectio ? — *Aff*.
(Propugnavit *anno 1714*, Franciscus Bailly, Alexio Littre, præside.)

24 novembre. N° 32. et N° 46.

Præs. Bringaud (Simon-Antoine).
Bac. **Borie** (Philibert).
An phthisi ultimum gradum nondum assecutæ, aquæ Cauterienses, vulgo *de Cauteres* ? — *Aff*.
(*Auctore*, Pascasio Borie, *anno 1746*.)

1785 (*suite*)

N° 126. *22 décembre.* N° 42.

Præs. Millin de la Courveault (Jean-Nicolas).
Bac. **Beauvais de Préau** (Charles-Nicolas). *Auctor.*
An congestioni abdominali lacteæ puerperarum acutæ, vulgo febris puerperalis, dictæ ipecacuanha ? — *Aff.*

1786

N° 127. *9 février.* N° 60.

Præs. Morisot Deslandes (Pierre-Joseph).
Bac. **Leclerc** (Claude-Barthélemy-Jean).
An morborum, cessante mensium fluxu, therapeia, quæ difficillima, rationali medicinâ duce, felicior ? — *Aff.*

21 février. N° 51.

Præs. Gourlez de la Motte (Jacques).
Bac. **Pluuinet** (Bernard-Nicolas).
An detur dysenteria cui quina specificum ? — *Aff.*

N° 129. *23 février.* N° 49.

Præs. Gentil (Claude-Joseph).
Bac. **Cozette** (François-Henri-Théodore). *Auctor.*
An lacteis stasibus drastica ? — *Aff.*

N° 130. *28 février.* N° 59.

Præs. Moreau (Edmond-Thomas).
Bac. **Adet** (Pierre-Auguste). *Auctor.*
An inter spasmodicos affectus febris intermittens ? — *Aff.*

N° 131. *7 mars.* N° 54.

Præs. Le Thieullier (Louis-Pierre-Félix-René).
Bac. **Dideron** (François-Gaspard).
Utrum in ustionis usu medico culpanda neotericorum timiditas, an veterum audacia ? — *Aff.*
(*Auctore* Carl. Gillot, *1752* ; præf. Henrico Besnier.)

1786 (*suite*).

N° 132. *9 mars.* N° 56.

Præs. Maloet (Pierre-Marie).
Bac. **Borée** (Philibert).
An ad extrahendum calculum dissecanda ad pubem vesica ? — *Aff.*
(Nicolaï Pietre, *anno 1635.*)

N° 57.

Dédicace de Philibert Boire à Pierre-Marie Maloet.

N° 133. *9 mars.* N° 58.

Præs. Maloet (Pierre-Marie).
Bac. **Borie** (Philibert). *Auctor.*
An in calveriae percussionibus cranii perterebratio, eo licet illæso, quandoque sit celebranda ? *Aff.*

N° 134. *14 mars.* N° 48.

Præs. Geille de Saint-Léger (Charles).
Bac. **Cozette** (François-Henri-Théodore).
Utrum ani fistula ferro utius quam causticis, aut ligatura curetur ? — *Aff.*
(Propugn. a L. A. Folliot de Saint Vast, præf. H. Guyot, *anno 1736.*)

N° 135. *16 mars.* N° 47.

Præs. Alleaume (Jacques-Louis).
Bac. **Adet** (Pierre-Auguste). *Auctor.*
An vulneribus et ulceribus succus gastricus ? — *Aff.*

21 mars. N° 52.

Præs. Grandclas (Claude-François).
Bac. **Beauvais de Préau** (Charles-Nicolas).
An simplici pulmonum vulnera acie facta solis diæta et venæ sectione sanantur ? —
(Propugn. *anno 1740*, a Lud. Alexandre Vieillard ; præf. Michaele Procope-Couteaux.)

1786 (*suie*).

Nº 137. *23 mars.* Nº 50.

Præs. Gervaise (Louis-Alexandre).

Bac. **Leclerc** (Claude-Barthélemy-Jean).

An legitimæ vulnerum suppurationi promovendæ cortex peruvianus ? — *Aff.*

(*Auctore* Ludovico-Anna Lavirotte, *anno 1752.*)

28 mars. Nº 55.

Præs. Mac-Mahon (Jean).

Bac. **Pluvinet** (Bernard-Nicolas).

An noxiæ vulneribus Turundæ ? — *Aff.*

(Propugn. *anno 1732,* Otto-Casimirus Barfeknecht.)

16 novembre. Nº 53.

Præs. Leclerc (Claude-Barthélemy-Jean).

Bac. **Lanigan** (Georges).

An pulmo præcipuus sanguinis opifex ? — *Aff.*

(Propugnata *anno 1714* a Joanne-Mattheo Lebert ; Petro Antonio Lepy, præside.)

1787.

4 janvier. Nº 62.

Præs. Adet (Pierre-Auguste).

Bac. **Asselin** (Jean-Baptiste-Charles).

An a solo lymphæ muco præ ipsius affinitate cum solidis corporis viventis partibus nutritio ? — *Aff.*

11 janvier. Nº 68.

Præs. Cozette (François-Henri-Théodore).

Bac. **Petit** (Marie-Antoine).

An pleræque glandulæ, actione corpori viventi propria sanguinem mutando, suos generent humores ? — *Aff.*

25 janvier. Nº 76.

Præs. Pluvinet (Bernard-Nicolas).

Bac. **Laubry** (Jacques-Ambroise). *Auctor.*

An a matre fœtus sanguinem accipiat ? — *Aff.*

1787 (*suite*).

N° 63.

Convocation par Edmond-Claude Bourru, pour le 4 janvier 1787, prima mensis.

15 février. N° 64.

Præs. Boris (Philibert).

Bac. **Bottmann** (Antoine).

Utrum in triplici corporis cavitate, diversus sanguinis motus? — *Aff.*

(Propugn. *anno 1732*, a Gaspare Cochon-Dupuy; Hyac. Théod. Baron, præside.)

N° 69.

Dédicace de Jean-Baptiste Calmé à Etienne Demars.

20 février. N° 70.

Præs. Dideron (François-Gaspard).

Bac. **Calmé** (Jean-Baptiste). *Auctor.*

An ex omni utriusque venæ cavæ sanguine, bilis formatio? — *Aff.*

22 février. N° 73.

Præs. **Lezurier** (Cosme-Auguste). *Auctor.*

Bac. **Bottmann** (Antoine).

An post longas defatigationes, subita instituto vita deses, periculosa? — *Aff.*

(Propugn. *anno 1761* ab præside theseos *auctore.*)

1er mars. N° 72

Præs. Jeanroy (Nicolas). *Auctor.*

Bac. **Petit** (Marie-Antoine).

An a perito Χημείας medico, quamplurima Ὑγιείας præcepta salubriora, certiora dentur? — *Aff.*

(Propugnata *anno 1761*, ab præside theseos *auctore.*)

8 mars N° 65.

Præs. Baget (Henri-Jean).

Bac. **Lanigan** (Georges).

An aer calidus siccus, salubrior? — *Aff.*

(Propugnata *anno 1733*, a Gaspare Cochon-Dupuy; Gabriele-Antonio Jaques, præside.)

1787 (*suite*).

22 mars. N° 67.

Præs. Coste (César).

Bac. **Calmé** (Jean-Baptiste). *Auctor.*

An in convivii principio merum, in extremo aqua, bonum ? — *Aff.*

29 mars. N° 74.

Præs. Nollan (Jean-Jacques).

Bac. **Asselin** (Jean-Baptiste-Charles). *Auctor.*

An in nulla aeris temperie sanitati fovendæ magis conducat exercitium, quam in humida ? — *Aff.*

N° 150. *3 avril* N° 75.

Præs. Grossin-Duhaume (Etienne).

Bac. **Laubry** (Jacques-Ambroise). *Auctor.*

An lactatio materna, quandoque impossibilis, an noxia ? — *Aff.*

N° 151. *15 novembre* N° 71.

Præs. Dorigny (Anne-Claude). *Auctor.*

Bac. **Petit** (Marie-Antoine).

An in acutis diæta e solis vegetantibus? – *Aff.*

29 novembre. N° 66.

Præs. Cosnier (Louis-Jean-Baptiste).

Bac. **Calmé** (Jean-Baptiste). *Auctor.*

An in cutaneis tenacibus morbis, diuturnus et abundans lactis usus, repetitaque simul hyrudinum applicatio ? — *Aff.*

6 décembre. N° 61.

Præs. Adet (Pierre-Augustin).

Bac. **Bottman** (Antoine). *Auctor.*

An in gonorrhæâ virulentâ aqua simplex ? — *Aff.*

1788.

17 janvier. N° 77.

Præs. Geoffroi (Antoine-Louis).

Bac. **Laubry** (Jacques-Ambroise). *Auctor.*

An in omni hæmorrhagiâ adstrigentiâ intus nociva ? — *Aff.*

1788 (*suite*).

N° 155. *29 janvier.* Mq.

Præs. PAUTIER DE LA BREUILLE (Denis).
Bac. **Lanigan** (Georges).
An colico dolori purgatio ? — *Aff.*
(Propugn. *anno 1733* a Joanne de DIEST ; Roberto Huberto LINGUET præside).

5 février. N° 88.

Præs. THIERY (François).
Bac. **Asselin** (Jean-Baptiste-Charles).
An in celluloso textu frequentius morbi et morborum mutationes ? — *Aff.*
(Prima editio *anno 1749* (?), altera *anno 1757*.)

N° 83.

Dédicace de Jean-Baptiste CALMÉ à Antoine PETIT.

7 février. N° 84.

Præs. PETIT (Antoine).
Bac. **Calmé** (Jean-Baptiste). *Auctor.*
An in operatione τῆς βὀδωνοκηλῆς annulus raro secandus? — *Aff.*

12 février. N° 87.

Præs. POURFOUR DU PETIT (Etienne).
Bac. **Petit** (Marie-Antoine).
Utram ani fistula ferro tutius quam causticis aut ligatura curetur ? — *Aff.*
(Propugn. *anno 1736*, præside Henrico GUYOT.)

N° 159. *14 février.* N° 86.

Præs. POISSONNIER (Pierre).
Bac. **Bottman** (Antoine).
An in partu difficili, manu potius quam instrumentis utendum ? — *Aff.*
(Propugnata *anno 1732*, a Joan-Bapt. CHOMEL de JOINVILLE; Ludovico LEMERY præside.)

1788 (*suite*).

4 mars N° 82.

Præs. LIGER (Charles-Louis).

Bac. **Asselin** (Jean-Baptiste-Charles).

An tutius ab acu, *trois-quarts* dicta, quam scalpello et lanceola paracenthesis ? — *Aff.*

(Propugn. *anno 1726*, a Joachimo Joanne COSTAR ; præside Claudio Antonio RENARD.)

6 mars N° 83.

Præs. GEVIGLAND (Marie-Natalis).

Bac. **Laubry** (Jacques-Ambroise). *Auctor.*

An novum instrumentum Ophtalmostat dictum, ad operationem cataractæ aliis sit anteponendum ? — *Neg.*

N° 78.

Dédicace de Georges LANIGAN à Etienne GAILLARD DE SAINT-GERMAIN.

13 mars. N° 79.

Præs. LALOUETTE (Pierre de).

Bac. **Lanigan** (Georges). *Auctor.*

An in tumoribus articulorum, albis dictis, setaceum ? — *Aff.*

N° 80.

Dédicace de Jacques-Joseph AUDIRAC au Prince royal CHARLES-PHILIPPE.

30 décembre. N° 81.

Præs. LANIGAN (Georges).

Bac. **Audirac** (Jacques-Joseph). *Auctor.*

Utrum ex recentioris Chimiæ detectis, verosimilior assignari queat animalis caloris origo ? — *Aff.*

1789.

N° 104.

Dédicace de Jean-Auguste BESNARD à Jean-François BESNARD.

Coll. F. M. P. Vol. XVII (*suite*). Coll. F. M. M. Vol. V (*suite*).

1789 (*suite*).

N° 164. *8 janvier.* N° 105.

Præs. Petit (Marie-Antoine).

Bac. **Besnard** (Jean-Auguste). *Auctor.*

An pendeat hominis perfectio, et a ratione et a manu simul concurrentibus ? — *Aff.*

N° 90.

Dédicace d'Honoré Vrignaud à la Faculté de Montpellier.

N° 165. *13 janvier.* N° 91.

Præs. Bottman (Antoine).

Bac. **Vrignauld** (Honoré). *Auctor.*

An ex anatomia possit demonstrari usus vasorum lymphaticorum et glandularum conglobatarum ? — *Aff.*

N° 166. *12 février.* N° 98.

Præs. Laubry (Jacques-Ambroise).

Bac. **Besnon des Chasnes** (Vincent).

An nutritio sit fluidorum duntaxat reparatio ? — *Aff.*

(De Valoncour, theseos *auctore.*)

N° 167. *17 février.* N° 89.

Præs. Bercher (Pierre).

Bac. **Couillerot des Charières** (Claude). *Auctor.*

An imaginatio in physicum agere valeat et vicissim ? — *Aff.*

N° 168. *19 février.* N° 99.

Præs. Lemonnier (Louis-Guillaume).

Bac. **Gengembre** (Philippe-Joachim-Joseph).

An semen virile et catamœnia ab eadem causa ? — *Aff.*

(Solier de la Romillais, theseos *auctore.*)

N° 101.

Dédicace de Louis-Auguste-Joseph Desrousseaux à Pierre-Louis-Joseph Desrousseaux.

N° 169. *24 février.* N° 102.

Præs. Majault (Michel-Joseph).

Bac. **Desrousseaux** (Louis-Auguste-Joseph). *Auctor.*

An, ut in plantis, sic in animantibus, perspirationi moderandæ inserviat epidermis ? — *Aff.*

1789 (*suite*).

N° 170. *26 février.* N° 107.

Præs. Roussin de Montabourg (Jean-Armand).

Bac. **Vrignauld** (Honoré).

An sanitati noceat frequens expuitio ? — *Aff.*

(Savary Theseos *auctore, 1769.*)

3 mars. N° 103.

Præs. Mallet (Natalis-Nicolas).

Bac. **Audirac** (Jacques-Joseph).

An ad sanitatem, ut corporis, sic et mentis exercitatio ? — *Aff.*

(Propugn. *anno 1759, auctore* Mauduyt de la Varenne.)

5 mars. N° 96.

Præs. Onglée (François-Louis-Thomas d').

Bac. **Duval** (François-Antoine-Jacques). *Auctor.*

An eo difficilior hygieines praxis, quo a naturæ legibus, homo remotior ? — *Aff.*

10 mars. N° 97.

Præs. Fumée (Guillaume).

Bac. **Couillerot des Charières** (Claude). *Auctor.*

An vigor animi corporisque intus mulso, foris oleo servetur ? — *Aff.*

12 mars. N° 106.

Præs. Robert (Marin-Jacques-Clair).

Bac. **Benon des Chasnes** (Vincent).

An frictus sit salubris ? — *Aff.*

N° 175. *24 mars.* N° 100.

Præs. Leys (Maximilien-Joseph).

Bac. **Gengembre** (Philippe-Joachim-Joseph).

An senibus lac ovillum ? — *Aff.*

(*Auctore* Thérouldé de Vallun.)

N° 176. *26 mars.* N° 95.

Præs. Descemet (Jean).

Bac. **Besnard** (Jean-Auguste).

An casti rarius aegrotent, facilius curentur ? —

(*Auctore* Joanne-Baptista-Ludovico Chomel, *anno 1735.*)

1789 (*suite*)

31 mars. N° 93.

Præs. Danié des Patureaux (Guy).

Bac. **Desrousseaux** (Louis-Auguste-Joseph). *Auctor.*

An ideo salubriores homini præstet cibos panis triticeus, quod animalis simul et vegetabilis alimenti justam proportionem contineat ? — *Aff.*

12 novembre. N° 94.

Præs. Dejean (Claude-Charles).

Bac. **Benon des Chasnes** (Vincent).

An imaginatio ut plures præter naturam affectus gignere, sic plures præter naturam affectus sanare potest ? — *Aff.*

N° 108.

Dédicace de François-Antoine-Jacques Duval à Antoine-Pierre Duval.

13 novembre. N° 109.

Præs. Calmé (Jean-Baptiste).

Bac. **Duval** (François-Antoine-Jacques). *Auctor.*

An alia in juvenili, alia in senili ætate sensibilitas, tum physica, tum moralis ? — *Aff.*

24 décembre. N° 92.

Præs. Cochu (François-Félicité).

Bac. **Duval** (François-Antoine).

An pro varia aëris athmospherici indole, varia morborum acutorum indoles ? — *Aff.*

1790.

7 janvier. N° 121.

Præs. Laudry (Jacques-Ambroise).

Bac. **Bernard** [sic] (Jean-Auguste).

An diluentia, in affectibus melancholicis purgantibus præferenda ? — *Aff.*

4 février. N° 122.

Præs. Petit (Marie-Antoine).

Bac. **Vrignauld** (Honoré).

An in arcendis aut præcavendis humorum affectibus putridis vinum utile ? — *Aff.*

Coll. F. M. P. Vol XVII (*suite*). Coll. F. M. M. Vol. V (*suite*).

1790 (*suite*).

9 février. N° 111.

Præs. Bottman (Antoine).

Bac. **Desrousseaux** (Louis-Auguste-Joseph). *Auctor.*

An ideo arthritidi, calculo vesicae, nephralgiae arenosae, aliisque id genus morbis potissimum obnoxii senes, quod hac aetate potissimum ossea compages deteratur ? — *Aff.*

11 février. N° 120.

Præs. Lanigan (Georges).

Bac. **Couillerot des Charièles** [sic] (Claude). *Auctor.*

An in scrophulis discutentia et diluentia ? — *Aff.*

16 février. N° 114.

Præs. Calmé (Jean-Baptiste).

Bac. **Audirac** (Jacques-Joseph).

Utrum aliquando catharsis, præcipuum haemoptysis remedium ? — *Aff.*

19 février N° 115.

Præs. Dideron (François-Gaspard).

Bac. **Besnard** (Jean-Auguste).

An vulneribus ex catapultis globulos plumbeos relinquere aliquando præstat ? — *Aff.*

N° 187. *23 février.* N° 112.

Præs. Borie (Philibert),

Bac. **Benon Deschasnes** (Vincent).

An simplicia pulmonum vulnera acie facta, solis diæta et venæ sectione sanentur ? — *Aff.*

N° 188. *25 février.* N° 123.

Præs. Pluvinet (Bernard-Nicolas).

Bac. **Vrignauld** (Honoré).

An hæmorrhagia ex dentium evulsione chirurgi incuria lethalis ? — *Aff.*

2 mars N° 110.

Præs. Adet (Pierre-Auguste).

Bac. **Audirac** (Jacques-Joseph).

An turundarum intromissio pectoris vulneribus noxia ? — *Aff.*

Coll. F. M. P. Vol. XVII (*suite*). Coll. F. M. M. Vol. V (*suite*).

1790 (*suite*)

N° 190. *4 mars.* N° 113.

Præs. Cozette (François-Henri-Théodore).

Bac. **Duval** (François-Antoine-Jacques).

Utrum ani fistula ferro tutius quam causticis aut ligatura, curetur ? — *Aff.*

16 mars. N° 117.

Præs. Leclerc (Claude-Barthélemy-Jean).

Bac. **Desrousseaux** (Louis-Auguste-Joseph). *Auctor.*

An, incœpta vulnerum coalitione, reviviscant et absoluta perstent in coadunatis labiis pristina mutuaque liquorum commercia ? — *Aff.*

N° 192. *23 mars.* N° 116.

Pæss. Géraud (Mathieu).

Bac. **Couillerot des Charières** (Claude). *Auctor.*

An in necrosi operatione chirurgica auferendum sequestrum ? — *Aff.*

1791.

N° 193. N° 118.

Dédicace de André-Louis Guilbert à Antoine-François Fourcroy.

[In fine : Dabam Pariisis, die vigesima prima mensis decembris 1790, secundi recuperatæ Libertatis anni. L'auteur s'y déclare : Libertatis tuendæ causa miles.]

N° 193. *17 février.* N° 119.

Præs. Gilles (Jean-Joseph).

Bac. **Guilbert** (André-Louis) *Auctor.*

De influxu luminis in varia naturæ corpora.

N° 124.

Dédicace de André-Louis Guilbert à son père.

[In fine : Dabam Parisiis mense aprilis 1791 secundi recuperatae Libertatis anni.]

1791 (*suite*).

19 avril. N° 125.

Præs. Guilbert (Louis-Claude).

Bac. **Guilbert** (André-Louis).

De nova infectionis, fortasse contagionis destruendae methodo.

8 avril. N° 127.

Præs. Raussin (Louis-Jérôme)

Bac. **Brunet** (Pierre-Jean) (1).

An ad lacrymas propensi, minus ingeniosi ? — *Aff.*

11 juillet. N° 126.

Præs. Raussin (Louis-Jérôme).

Bac. **Brunet** (Pierre-Jean) (2).

An hepatis abcessui incisio ? — *Aff.*

13 juillet. N° 128.

Præs. Raussin (Louis-Jérôme).

Bac. **Brunet** (Pierre-Jean) (3).

An quinque medicinae partes medico necessariae ? — *Aff.*

1792.

23 février. N° 135.

Præs. Demours (Antoine-Pierre).

Bac. **Guilbert** (André-Louis).

An bubones febribus malignis supervenientes immaturi causticis aperiendi ? — *Aff.*

(Propugn. anno 1766, Ludovico Claudio Guilbert. Bac. theseos *auctore*.)

N° 133.

Dédicace de Florent-Joseph Bellot à la Société philomatique de Paris.

---

(1) Parisiensis, Artium magister, Saluberrimæ Facultatis Parisiensis Alumnus. Proponebat Remis.

(2) Saluberrimæ Facultatis Remensis Baccalaureus. Proponebat Remis.

(3) Saluberrimæ Facultatis Remensis Licenciatus. Proponebat Remis.

1792 (*suite*)

6 décembre. N° 134.

Præs. Boze (Jean-Baptiste-Adrien).

Bac. **Bellot** (Florent-Joseph).

An sola functionum corporis humani causa motrix irritabilitas ? — *Aff.*

13 décembre. N° 129.

Præs. Bourdier (Joseph-François).

Bac. **Bénard** (Jean-Nicolas-Aimé).

An perspirationi et sudori cæteræ excrationes vicariæ ?

(Propugn. *anno 1737*, Michaele Procope Bouvart Bac., Theseos *auctor.*)

N° 130.

Convocation par Edmond Claude Bourru pour le 15 décembre 1792, Secunda Mensis.

1793.

N° 131.

Dédicace d'André François de la thèse suivante aux Administrateurs du Collège Egalité :

Dédicace, datée de 1792, de la thèse soutenue à la date dument inscrite en tête, du 3 janvier 1793.

3 janvier. N° 132.

Præs. Montaigu (Louis-Cyprien).

Bac. **François** (André).

An a plethora aut a communibus circulationis legibus producuntur catamenia ?

14 février. N° 136.

Præs. Morisot (Pierre-Joseph).

Bac. **Bellot** (Florent-Joseph).

An e rhumatismo recreatis pila, prophylacticum ? — *Aff.*

(Propugn. *anno 1733*, Ludovico Florentino Bellot, Bac. Theseos *auctore.*)

(*Fin.*) **Noé Legrand.**

Poitiers. — Imp. G Roy, 7, rue Victor-Hugo.

QUÆSTIONUM

MEDICARUM

QUÆ CIRCA MEDICINÆ THEORIAM ET PRAXIM
in Actibus

Vesperarium, Doctoratus et Regentiæ,
vulgo Pastillariæ,

apud Medicos Parisienses
agitatæ sunt et discussæ

CHRONOLOGICA SERIES ALTERA

POSTREMA CONTINUATIO

scilicet

Ab anno 1763, ad annum 1786

Opus ad Medicinæ, Medicorumque Parisiensium
Historiam maxime conferens.

QUÆSTIONUM
MEDICARUM

QUÆ CIRCA MEDICINÆ THEORIAM ET PRAXIM

in Actibus

Vesperarium Doctoratus et Regentiæ, vulgo Pastillariæ, apud Medicos Parisienses agitatæ sunt et discussæ

CHRONOLOGICA SERIES ALTERA

POSTREMA CONTINUATIO

scilicet

Ab anno 1763, ad annum 1786.

1763

16 *Novembre.*

PRO PAST. **Gauthier** (H.).
An in morbis spasmodicis || purgantia? — antispasmodica? (1).

---

(1) Les accolades du Catalogue de Baron sont remplacées ici par un double trait vertical et les deux alternatives sont séparées par un tiret.

1764

29 *Février.*

Pro Past. **Garnier** (A.).
An in febribus malignis || vesicantia ? — vomitoria ?

Primo Licentiato M. **Thierry de Bussy**, quæstionem proponit M. Thierry, Universitatis Cancellarius :
Utrum in febribus biliosis conducat næ sectio ?

17 *Août.*

Pro Vesp. **Thierry de Bussy** (Fr.).
An asthmati || spiritus sulphuris therebentinati ? — fumus nicotianus?

20 *Août.*

Pro Doct. Ejusdem.
An paralysi sive generali, sive particulari || purgantia ? — aquæ thermales ?

31 *Août.*

Pro Vesp. **Maigret** (J.-B.-A.).
An respiratio || a pressione nervi diaphragmatici ? — ob irritatione oriundâ sanguine in ultimis vasorum pulmonalium finibus hærente ?

1er *Septembre.*

Pro Vesp. **Portier de la Houssinière** (Fr.).
An plantæ venenosæ || male sanæ in corpore sano ? — salubres affici possunt in corpore morboso ?

4 *Septembre.*

Pro Doct. **Maigret** (J.-B.-A.).
An obstructionibus || attenuantia ? — purgantia ?

6 *Septembre.*

Pro Doct. **Portier de la Houssinière** (Fr.).
An cicutæ vires et aliarum herbarum ejusdem classis potentiores in solo Viennæ in Austriaca quam in solo Lutetiæ Parisiorum ratione || ipsiusmet cicutæ et aliarum herbas ejusdem classis ? — temperamentorum diversitatis ?

22 *Septembre.*

Pro Vesp. **Philip** (J.).
An in hepate || sanguinificatio fiat ? — detur bilis circuitus per propria vasa ?

1764 (*suite*).

25 *Septembre*.

PRO VESP. **Darcet** (J.).
Utrum in puerperis humorum decubitus sint || à lacte refluo ? — catharticis resolvendis ?

26 *Septembre*.

PRO VESP. **La Cassaigne** (M.-Th. de).
An ad sedandos violentiores affectus æquo conducat || Philosophia ? — Medicina ?

27 *Septembre*.

PRO DOCT. **Philip** (J.).
An timpanitis || causa ab ulcerato viscere repetenda ? — curatio paracenthesium admittat ?

28 *Septembre*.

PRO DOCT. **Darcet** (J.).
An semel susceptum virus venereum corporis diathesim ita immutat ut variam reddat curationem morborum || chronicorum ? — acutorum ?

1er *Octobre*.

PRO VESP. **Andry** (Ch.-L.-Fr.).
An ex usu tabaci || frequentior || apoplexia ? — suffusio ?

1er *Octobre*.

PRO DOCT. Ejusdem.
An curandæ apoplexiæ præstat || frequens || sang-missio ? — catharsis ?

13 *Octobre*.

PRO VESP. **Querenet** (Ph.)
An divites pauperibus || difficilius curentur ? — gravius œgrotent ?

16 *Octobre*.

PRO DOCT. **Le Cassaigne** (M.-Th.).
Utrum ad minuendam corporis nimiam obesitatem prœstat || frequens thei potus ? — Adhibita interdum catharsis ?

17 *Octobre*.

PRO DOCT. **Querenet** (Ph.)
An sanitatem servet || gymnastica ? — frugalitas ?

1764 (*suite*).

14 *Novembre.*

PRO PAST. **Thierry de Bussy** (Fr.)
Utrum tardiorem prœbeant fluxum periodicum || animi anxietates ? — vita cœlebs ?

21 *Novembre.*

PRO PAST. **Darcet** (J.)
Utrum nervi sint causa || irritabilitatis musculorum ? — sensibilitatis partium ?

28 *Novembre.*

PRO PAST. **Philip** (J.)
An a bile || sanguinis coccineitas ? — morbi salutares ?

4 *Décembre.*

PRO PAST. **Maigret** (J.-B.-A.)
An sensationes tum externæ tum internæ || ab influxu spirituum animalium ? — a vibratione nervorum ?

12 *Décembre.*

PRO PAST. **Portier de La Houssinière** (Fr.)
An evacuationes periodicæ || naturales ? — morbosæ ?

19 *Décembre.*

PRO PAST. **La Cassaigne** (M.-Th.)
An pili, plantarum more, habeant || sua sponsalia ? — suam prolem ?

1765

9 *Janvier.*

PRO PAST. **Andry** (Ch.-L.)
An secretiones || a magnitudine vasorum ? — a motu et mole humorum ?

16 *Janvier.*

PRO PAST. **Querenet** (Fr.)
An nutritio || à lympha ? — à fluido nerveo ?

1766

26 *Août.*

Mittié (J.-St.) PRIMO LICENTIATO quæstio proposita a Thierry, Universitatis Cancellario :
An sint morbi supernaturales ?

1766 (*suite*).

4 Septembre.

Pro Vesp. **Le Preux** (P.-G.)
An mammarum || cum utero consensus? — flacciditas abortùs index ?

9 Septembre.

Pro Vesp. **Guénet** (A.-J.-B.-M.).
An posita spirituum animalium circulatione, musculorum actioni magis faveat vesicularum muscularium figura || sphærica ? — elliptica ?

10 Septembre.

Pro Doct. **Le Preux** (P.-G.).
An in quacumque lue venerea curanda || eadem methodus ? — idem remedium ?

11 Septembre.

Pro Doct. **Guénet** (A.-J.-B.-M.).
An nervosi affectus nostris temporibus || frequentius occurrant ? — felicius curentur ?

16 Septembre.

Pro Vesp. **Gardane** (J.-J.).
An a varia athmospheræ conditione morborum epidemicorum || generatio ? — depulsio ?

18 Septembre.

Pro Doct. Ejusdem.
An morbi hereditarii || ab utero materno ? — a semine paterno ?

19 Septembre.

Pro Vesp. **Bourru** (Edm.-Cl.).
An sympathiarum || causæ inexplicabiles ? — effectus cognitu difficiles ?

23 Septembre.

Pro Vesp. **Cezan** (L.-A.).
An in paralyticis affectibus salutaris nervorum commotio || ex electricitate ? — ex pathematibus animi ?

24 Septembre.

Pro Doct. **Bourru** (Edm.-Cl.).
An hydrophobiæ || sedes in fluido nerveo ? — curatio in antispasmodicis ?

1766 (*suite*).

25 Septembre.

Pro Doct. (**Cezan**) (L.-A.).
An senectuti conveniat || Ὑγιείνη? — θεραπευτικη?

26 Septembre.

Pro Vesp. **Mittié** (J.-St.).
An catamœnia || a plethora? — a fermentatione?

30 Septembre.

Pro Vesp. **La Poterie** (A.-E. de).
An actio vitalis || ab irritabilitate? — a fluido nerveo?

1er Octobre.

Pro Doct. **Mittié** (J.-St.).
An epilepsiæ || venæ sectio? — emeticum.

2 Octobre.

Pro Doct. **La Poterie** (A.-E. de).
An in febribus malignis || venæ sectio? — alexipharmaca?

10 Octobre.

Pro Vesp. **Guilbert** (L.-Cl.).
An nutricibus menstruis fluentibus, lac || parcius? — deterius?

14 Octobre.

Pro Vesp. **Langlois** (J.-B.).
An pulmonum || structura incognita? — vires inexplicabiles?

16 Octobre.

Pro Doct. Ejusdem.
An partus tardior || a natura? — prœgnantis culpa?

17 Octobre.

Pro Doct. **Guilbert** (L.-Cl.).
An apoplexiæ post pastum supervenienti || semper emeticum? — nunquam venæ sectio?

5 Novembre.

Pro Vesp. **Pelée de Valoncourt** (A.-B.).
An sensibus externis faciliores fiant || mentis operationes? — corporis functiones?

1766 (*suite*).

17 *Novembre.*

Pro Doct. Ejusdem.
An sensibus externis disturbari possint || mentis operationes ? — corporis functiones ?

12 *Novembre.*

Pro Past. **Mittié** (J.-St.).
An respirationis causa || aer ? — sanguis ?

24 *Novembre.*

Pro Vesp. **Raymond** (H.).
An cuilibet morbo sua sit peculiaris || sedes ? — crisis ?

1er *Décembre.*

Pro Doct. Ejusdem.
An phtysicis || absorbentia ? — fonticuli?

3 *Décembre.*

Pro Past. **Gardane** (J.-J.).
An fames || a mente? — a corpore ?

9 *Décembre.*

Pro Past. **La Poterie** (J.-A. E. de).
An diversis corporis humani partibus || diversa irritabilitas ? — diversa elasticitas?

17 *Décembre.*

Pro Past. **Bourru** (Edm.-Cl.).
An ubi calor animalium calore medii in quo degunt superior est vel inferior || mutuus solum modo solidorum cum solidis, aut fluidorum cum fluidis, vel demum solidorum cum fluidis affrictus, calidum quoddam in natum variis animantibus majori vel minori copia e natura insitum || caloris istius origo?

22 *Décembre.*

Pro Vesp. **Deslon** (Ch.-N.).
Utrum medicinæ objecto, humanique generis utilitati magis conferat disserere || de generatione? — de copulatione ?

1767

7 Janvier.

PRO PAST. **Guilbert** (L.-Cl.).
An γαλακθώσις || a mammarum actione ? — a vasorum attritu ?

14 Janvier.

PRO PAST. **Le Preux** (P.-G.).
An ex cognito sanguinis circulo perceperit || multum emolumenti Physiologia ? — nihil boni praxis medica ?

20 Janvier.

PRO DOCT. **Deslon** (Ch.-N.).
An apoplexiæ || sanguinis missio e saphena ? — emeticum ?

21 Janvier.

PRO PAST. **Guénet** (A.-J.-B.-M.).
An sit corpus humanum a sensibus vere || unum ? — diversum ?

28 Janvier.

PRO PAST. **Pelée de Valoncourt** (A.-Bl.).
An a bile retenta morti || acuti ? — chronici ?

11 Février.

PRO PAST. **Deslon** (Ch.-N.).
An proles copiosior et vegetior a conjugibus ejusdem || ætatis ? — temperamenti ?

25 Février.

PRO PAST. **Raymond** (H.).
An pulsum rythmi ab arteriarum || sensibilitate ? — irritabilitate ?

2 Mars.

PRO PAST. **Langlois** (J.-B.).
An fœtus || ab ovo ? — a moleculis organicis ?

26 Août.

Bourdelin (L.-H.). *Primario inter licentiatos* quæstio proposita a M° Thierry Universitatis cancellario ?
An sit quædam imaginationis in fœtum actio ?

10 Novembre.

[PRO PAST. **Cezan** (L.-A.).
An coctio opus sit || artis ? — naturæ ?]

2

1768

3 *Septembre.*

PRO VESP. **La Biche** (J.-B. de).
An a motibus animi morbi || procreentur ? — — curentur ?

7 *Septembre.*

PRO DOCT. Ejusdem.
An natura ut in acutis sic in chronicis efficiat || crisim ? — solutionem ?

12 *Septembre*

PRO VESP. **Desessartz** (J.-C.).
An secretiones variæ || a varia vasorum dispositione ? — a vario fermento ?

13 *Septembre.*

PRO VESP. **Dumangin** (J.-B.-E.).
An catamenia || a plethora ? — a fermentatione ?

15 *Septembre.*

PRO DOCT. **Desessartz** (J.-Ch.).
An in tumoribus criticis, in febris malignis erumpentibus || ferrum ? — caustica ?

16 *Septembre.*

PRO DOCT. **Dumangin** (J.-B.-E.).
An speranda crisis || certius a natura ? — rarius ab arte ?

17 *Septembre.*

PRO VESP. **Lemoine** (Fr.-M.).
An morbi ex prcvincia ventriculi || creentur saburra ? — curentur evacuationibus ?

20 *Septembre.*

PRO VESP. **Coutavoz** (J.-A.).
An pro regionibus causæ morborum || eædem ? — variæ ?

22 *Septembre.*

PRO VESP. **Bourdelin** (L.-H.),
An nervorum motus || a liquidi impetu ? — ab irritabilitate ?

23 *Septembre.*

PRO VESP. **Vieillard** (P.-M.).
An cortex peruvianus febribus intermittentibus medentur vi tonica || solus ? — cum purgantibus ?

1768 (*suite*).

24 Septembre.

PRO DOCT. **Coutavoz** (J.-A.).
An praxis medica || ab experientia ? — a ratiocinio ?

26 Septembre.

PRO VESP. **Colombier** (J.).
An variolæ || arte procurandæ ? — a natura expectandæ ?

27 Septembre.

PRO DOCT. **Bourdelin** (L.-H.).
An spasmodicis nervorum affectibus || evacuantia ? — laxantia ?

28 Septembre.

PRO VESP. **Vieillard** (P.-M.).
An arthrtidis fixæ et vagæ || eadem causa ? — eadem curatio ?

30 Septembre.

PRO DOCT. **Colombier** (J.).
An scorbutus oppugnandus || acidis ? — alcalicis ?

4 Octobre.

PRO DOCT. **Lemoine** (Fr.-M).
An morbi ex provincia cordis curentur || venæ sectione ? — cardiacos ?

12 Octobre.

PRO VESP. **Levacher de La Feutrie** (Th.).
An in causo calor a motu || sanguinis mechanico ? — Saburae fermentativo ?

14 Octobre.

PRO DOCT. Ejusdem.
An arthriticis affectibus praecavendis, interdum || celebranda venæ sectio ? — propinandum emeticum ?

17 Octobre.

PRO. VESP. **Dupuy** (B.).
An fœtus nutriatur || per os ? — per funiculum umbilicarem ?

22 Octobre.

PRO DOCT. Ejusdem.
An dysenteriæ || radix brasiliensis ? — Sima-Rouba ?

1768 (*suite*).

29 *Octobre.*

Pro Vesp. **Belanger** (A.-A.).
An absque tonico organorum motu impossibilis || sanguinis circuitus? — omnis humorum secretio?

4 *Novembre.*

Pro Doct. Ejusdem.
An quemadmodum pus variolarum variolas, sic propitiam aut noxiam in corpore mutationem producere valeat || inoculatum pus quodcumque? — inoculatus quarumdam herbarum succus?

10 *Novembre.*

Pro Past. **Bourdelin** (L.-H.).
An aer intra pulmones intioductus sanguinis || calorem temperet? — circulationem adjuvet?

23 *Novembre.*

Pro Past. **Vieilliard** (P.-M.).
An eodem mechanismo ossa plana et longa || formentur? — crescant?

28 *Novembre.*

Pro Past. **Desessartz** (J.-Ch.).
An liem suum conferat symolum bilis || secretioni? — perfectioni?

10 *Décembre.*

Pro Past. **Colombier** (J.).
An plethora || semen virile? — catamœnia?

20 *Décembre.*

Pro Past. **Dupuy** (B.).
An bilis || compositio in hepate? — decompositio in intestinis?

28 *Décembre.*

Pro Past. **Levacher de la Feutrie** (Th.).
An bilis indigeat || ductibus hepatico cysticis ut vesiculæ felleæ mittatur? — acido succi pancreatrei ut in intestinis decomponatur?

1769

23 *Janvier.*

Pro Past. **Dumangin** (J.-B.-E.).
An chylus || emulsio? — extractum?

1769 (*suite*).

6 *Février*.

Pro Past. **La Biche** (J.-B. de).
An in corporibus aer principium || cohœsionis? — Solutionis?]

15 *Novembre*.

[Pro Past. **Coutavoz** (A.).
An rheumatismum acutum ab arthridite distinguant || symptomata? — curationis media?]

22 *Novembre*.

[Pro Past. **Lemoyne** (Fr.-M.).
An suppussionis priorum lochiorum causa debellanda sit || emollientibus? — stimulantibus?]

1770

M° **Bucquet** primo inter licentiatos hœc a meritissimo Cancellario ecclesiæ parisiensis proposita quœstio fuit :
Quibusnam temperamentis conveniat potus caffé, quibus vero noceat?

2 *Janvier*.

[Pro Past. **Bellanger** (A.-A.).
An in febre maligna || venæ sectio? — Refrigerantia?]

31 *Août*.

Pro Vesp. **Nollan** (J.-J.).
An capilli ad || ornamentum? — utilitatem?

1er *Septembre*.

Pro Vesp. **Bucquet** (J.-B.-M.).
An partium sensibilitas major a nervorum || numero? — dispositione?

4 *Septembre*.

Pro Doct. Ejusdem.
An in scorbuto || fructus acidi? — plantæ cruciferæ?

6 *Septembre*.

Pro Doct. **Nollan** (J.-J.).
An ad servandam vel restituendam sanitatem capilli sint || servandi? — tondendi?

1770 (*suite*).

7 Septembre.

Pro Vesp. **Coquereau** (C.-J.-L.).
An pro variis regionibus ars medica || eadem ? — varia?

12 Septembre.

Pro Doct. Ejusdem.
An crises pariter efficiat in morbis natura || chronicis ? — acutis?

26 Septembre.

Pro Vesp. **Sollier** (B.-M.).
An in homine causa mortis || haustus aquæ ? — defectus aeris ?

27 Septembre.

Pro Vesp. **Lafisse** (Cl.).
An hematosis fiat || in pulmone ? — in partibus musculosis ?

1er Octobre.

Pro Doct. Ejusdem.
An affectibus nerveis || relaxantia ? — tonica ? —

2 Octobre.

Pro Doct. **Sollier** (B.-M.).
An apoplexiæ post pantum supervenienti || saphenæ sectio ? — emeticum?

11 Octobre.

Pro Vesp. **Delanoue** (R.-P.).
An medico parisiensi opprime utilis historiæ parisiensis cognitio || almæ Universitatis ? — saluberrimæ Facultatis? (Adfuit D. Rector in cathedra inferiori).

16 Octobre.

Pro Doct. Ejusdem.
An Facultas saluberrima Parisiensis de patria optime sit merita summis perficiendo suis elucubrationibus || artem medicam ? — chirurgiam ?

17 Octobre.

Pro Vesp. **Guillotin** (J.-I.).
An primæ in recens nato inspirationis causa || anima ? — pectoris ante compressi restitutio mechanica ?

1770 (*suite*).

20 Octobre.

Pro Doct. Ejusdem.
An carbonum vapore suffocatis || refregerentia? — sanguinis missio?

13 Novembre.

Pro Past. **Buoquet** (J.-B.-M.).
An primarium visionis instrumentum || retina? — choroidea?

19 Novembre.

Pro Past. **Delanoue** (B.-P.).
An partium consensus a nervis mediantibus || gangliis? — membranis?

21 Novembre.

Pro Past. **Coquereau** (A.-J.-L.).
An plantis ut animalibus insensibilis || exhalatio? — inhalatio?

2 Décembre.

Pro Past. **Guillotin** (J.-I.).
An præter genitalia sexus inter se differant partum || conformatione? — actione?

5 Décembre.

Pro Past. **Lafisse** (Cl.).
An variarum arteriarum motus sit || varius? — idem?

11 Decembre.

Pro Past. **Sollier** (B.-M.).
An thymus in fœtu inserviat || nutritioni? — sanguificationi?

1771

7 Janvier.

Pro Past. **Nollan** (J.-J.).
An catamænia || ab humoris perspiratorii refluxu? — a plethora?

1772

9 Septembre.

Pro Vesp. **Guindant** (T.).
An actio animalis || ab irritabilitate? — a fluido nerveo?

1772 (*suite*).

11 Septembre.

PRO DOCT. Ejusdem.
An febri malignæ || venæ sectio ? — alexipharmaca ?

12 Septembre.

PRO VESP. **Nisen** (Th.).
An œconomiæ animalis nutritio || sanguine ? — lympha ?

15 Septembre.

PRO DOCT. Ejusdem.
An phtisicis || absorbentia ? — fonticuli ?

18 Septembre.

PRO VESP. **Baget** (H.-J.).
An a spiritibus animalibus || nutritio ? — sensatio ?

22 Septembre.

PRO DOCT. Ejusdem.
An variolarum insitionem experturi || prævia medicatione indigeant ? — filo potius quam lancola pure varioloso tinctis inoculandi ?

23 Septembre.

PRO VESP. **Caille** (Cl.-A.).
An carcinomatis et melancoliæ || eadem causa ? — idem remedium ?

24 Septembre.

PRO VESP. **Bosquillon** (E.-F.-M.).
An mulieres tum ingenio tum corpore viris debiliores || natura ? — moribus ?

25 Septembre.

PRO VESP. **Saillant** (Ch.-J.).
An catamœnia || a plethora ? — fermentatione ?

28 Septembre.

PRO DOCT. **Caille** (Cl.-A.).
An arthritidis et calculi || eadem causa ? — idem remedium ?

30 Septembre.

PRO DOCT. **Bosquillon** (E.-F.-M.).
An homines paucioribus morbis obnoxii forent si pueri || hoc maternum sugerint ? — fasciis non involuerentur ?

1772 (*suite*).

1er *Octobre.*

Pro Doct. **Saillant** (Ch.-J.).
An pauperes prædivitibus || facilius ægrotent? difficilius curentur?

2 *Octobre.*

Pro Vesp. **Jussieu** (A.-L. de).
An morbi epidemici possint ab aeris conditione || prævideri? — præcaveri?

3 *Octobre.*

Pro Vesp. **Roussille de Chamseru** (J.-F.-J.).
An et cur plerumque sit || morosus surdus? — hilaris cœcus?

5 *Octobre.*

Pro Vesp. **Bacher** (Ph.-A.).
An hœmorrhois in sanitatis || emolumentum? detrimentum?

6 *Octobre.*

Pro Doct. **Roussille de Chamseru** (J.-F.-J.).
An ad debellandos oculorum morbos tela ministret || medicina? — chirurgia?

7 *Octobre.*

Pro Doct. **Jussieu** (A.-L. de).
An morbi epidemici possint ab aeris conditione || prævideri? — præcaveri?

10 *Octobre.*

Pro Vesp. **Villiers** (J.-Fr. de).
An in mulieribus sputo sanguinis laborantibus || menstrua purgatio? — saphenæ sectio?

12 *Octobre.*

Pro Doct. **Bacher** (Ph.-A.).
An in morbis hypocondriacis et hystericis sola methodus aquosa || plerumque insufficiens? — interdum periculosa?

13 *Octobre.*

Pro Doct. **Villiers** (J.-Fr. de).
An phtisicis || saccharum rosaceum? — ligni sancti decoctum?

1772 (*suite*).

14 *Octobre.*

PRO VESP. **Goubelly** (Cl.-A.).
An placenta fœtus || primordia ? — processus ?

15 *Octobre.*

PRO DOCT. Ejusdem.
An suppressis lochiis || emollientia ? — emmenagoga ?

17 *Octobre.*

PRO VESP. **Varnier** (Ch.-L.).
An spirituum animalium detur circuitus || per nervos ? — per vasa limphatica ?

20 *Octobre.*

PRO VESP. **Paulet** (J.-J.).
An calor animalis || a motu ? — a phlogisto ?

21 *Octobre.*

PRO DOCT. **Varnier** (C.-L.).
An confluentibus variolis declinante suppurationis tempore || purgantia ? — narcotica ?

24 *Octobre.*

PRO DOCT. **Paulet** (J.-J.)
An variolis || cale facientia ? — refrigerantia ?

29 *Octobre.*

PRO VESP. **Macquart** (L.-Ch.-H.).
An hematoseos in fœtu officina || pulmones ? — placenta ?

31 *Octobre.*

PRO VESP. **Cotton** (J.).
An menstruæ mulierum purgationis ansam præbeant || abortioni ? — fœcundationi ?

4 *Novembre.*

PRO DOCT. **Macquart** (L.-Ch.-H.).
An sanguinis prægnantem inter et fœtum commercium || reciproquum ? — nullum ?

5 *Novembre.*

PRO DOCT. **Cotton** (J.).
An in prægnante fluctibus catameniis, venæ sectio noceat || matri ? — fœtui ?

1772 (*suite*).

9 *Novembre.*

PRO PAST. **Jussieu** (A.-L. de).
An a nutrimento corporis || incrementum ? — detrimentum ?

18 *Novembre.*

PRO PAST. **Goubelly** (Cl.-A.).
An cavitatum cordis capacitas eadem in animalibus || vivis ? — mortuis ?

25 *Novembre.*

PRO PAST. **Varnier** (Ch.-L.).
An digestio alimentorum sit || chimica ? — mechanica ?

2 *Décembre.*

PRO PAST. **Guindant** (T.).
An chyli ex intestinis in sanguinem propulsio || a respiratione ? — solo motu vermiculari ?

10 *Décembre.*

PRO PAST. **Roussille de Chamseru** (J.-F.-J.).
An cœteræ excretiones vicariæ || perspirationi ? — sudori ?

16 *Décembre.*

PRO PAST. **Macquart** (L.-Ch.-H.).
An inter ossa capitis varii usus absumantur || communicatione ? — vibratione ?

30 *Décembre.*

PRO PAST. **Bosquillon** (E.-F.-M.).
An sympathiæ centrum || ventriculus ? cerebrum ?

1773

5 *Janvier.*

PRO PAST. **Villiers** (J.-Fr. de).
An ex primis viis materia lactis ad mammas deferatur || medicante celluloso textu ? — ex sanguine ?

13 *Janvier.*

PRO PAST. **Bacher** (Ph.-A.).
An functionis cujuslibet causa || simplex ? — multiplex ?

1773 (*suite*).

20 *Janvier.*

PRO PAST. **Nison** (Th.).
An fœtui sanguis maternus || alimento ? — non alimento ?

17 *Février.*

PRO PAST. **Saillant** (Ch.-J.).
An spiritus || admittendi ? — rejiciendi ?

22 *Février.*

PRO PAST. **Baget** (H.-J.).
An prima in recens nato inspirationis causa || aer in superficiem corporis irruens ? — actio nervi diaphragmatici ?

9 *Novembre.*

[PRO VESP. **Cotton** (J.).
An in herpete non venereo || sublimatum corrosivum ? — plantæ antiscorbuticæ ?]

1774

5 *Septembre.*

PRO VESP. **Defrasnes** (J.-M.).
An partus causa || ab uteri contractione ? — a fœtus pondere?

6 *Septembre.*

PRO VESP. **Delaporte** (J.).
An intestinis secretio || ab exteriore ad interiora? — ab interiore ad exteriora ?

9 *Septembre.*

PRO DOCT. **Defrasnes** (J.-M.).
An in ascite || tonica ? — paracenthesis ?

10 *Septembre.*

PRO DOCT. **Delaporte** (J.)
An in febribus malignis || antiseptica ? — alexipharmaca ?

12 *Septembre.*

PRO VESP. **Brotonne** (J.-C. de).
An catamenia || a plethora ? — a fermentatione ?

1774 (*suite*).

14 *Septembre.*

Pro Doct. Ejusdem.
An apoplexiæ || venæ sectio a saphena? — emeticum?

21 *Septembre.*

Pro Vesp. **Desbois de Rochefort** (L.).
An in aquis submersorum mors || a rarefactione aeris in pulmonibus? — ab aqua in iisdem contenta?

26 *Septembre.*

Pro Vesp. **Vicq d'Azyr** (F.).
An ad digestionem conferat || masticatio? — saliva?

27 *Septembre.*

Pro Doct. **Desbois de Rochefort** (L.).
An aqua submersis competant || bronchotomia? — succutientia interna et externa?

28 *Septembre.*

Pro Doct. **Vicq d'Azyr** (F.).
An variolarum artificialium prognosis || ex pustulis copiosis? — ex aliis febris variolosæ symptomatibus?

30 *Septembre.*

Pro Vesp. **Duchanoy** (Cl.-Fr.).
An motus musculorum || ab irritabilitate? — ab influxi fluidi nervei?

1er *Octobre.*

Pro Doct. Ejusdem.
An in febribus intermittentibus || narcotica? — tonica?

3 *Octobre.*

Pro Vesp. **Le Tenneur** (Th.).
An ex alimentis corpus || nutriatur? — destruatur?

5 *Octobre.*

Pro Doct. Ejusdem.
An ad sanitatem conferant || convivia? — frugalitas?

8 *Octobre.*

Pro Vesp. **Sabattier** (A.-Ch.).
An digestionis causa || simplex? — multiplex?

1774 (*suite*).

10 Octobre.

Pro Doct. **Ejusdem.**
An convulsionibus || tonica? — relaxantia?

13 Octobre.

Pro Vesp. **Baignières** (J.-B.).
An motus cordis || ab influxu nerveo? — ab irritabilitate?

14 Octobre.

Pro Vesp. **Lalouette** (J.-F.-A. de).
An digestio alimentorum facilior || per vigilias? — per somnum?

15 Octobre.

Pro Doct. **Baignières** (J.-B.).
An palpitationi cordis || martialia? — saponacea?

17 Octobre.

Pro Doct. **Lalouette** (J.-F.-A.).
An variolis retropulsis || balnea? — cardiaca?

26 Octobre.

Pro Vesp. **Leroy** (A.-V.-L.-A.).
An placenta pertineat || ad matrem? — ad fœtum?

29 Octobre.

Pro Doct. **Ejusdem.**
An post puerperium || antiseptica? — emollientia?

16 Novembre.

Pro Past. **Lalouette** (J.-F.-A.).
An nutritionis materies deponatur || in textu cellulari? — in vasis?

20 Décembre.

Pro Past. **Desbois de Rochefort** (L.).
An sunt habiliores ad artem medicam qui præpollent || imaginationis vi? — exquisitssimo judicio?

1775

11 Janvier.

Pro Past. **Sabattier** (A.-Ch.).
An Ethiopum color || a globulosa sanguinis parte ad cutem appellentis? — a bile?

1775 (*suite*).

8 *Février*.

PRO PAST. **Vicq d'Azyr** (F.).
An vegetantium et animantium modus generandi || similis ? — dissimilis ?

13 *Février*.

PRO VESP. **Jumelin** (J.-B.).
An functiones in corpore animali || a stimulis ? — ab actione tonica ?

14 *Févrire*.

PRO DOCT. Ejusdem.
An nobilior ars clinica || prognosi ? — therapeia ?

15 *Février*.

PRO PAST. **Le Tenneur** (Th.).
An a conceptu ad puerperium || sensibilitas major ? — minor ?

20 *Février*.

PRO PAST. **Delaporte** (J.).
An primarium visionis organum || retina ? — choroïdes ?

22 *Février*.

PRO PAST. **Bretonne** (J.-C. de).
An nutritio secretionum || fœtus ? — parens ?

15 *Novembre*.

PRO PAST. **Jumelin** (J.-B.).
An dysentericis || anodyna ? — emetica ?

6 *Décembre*.

PRO PAST. **Defrasnes** (J.-M.).
An arthritis et rheumatismus curentur || venæ sectionibus ? — frictionibus siccis ?

13 *Décembre*.

PRO PAST. **Baignères** (J.-B.).
An vulgaris febris intermittens sit sananda || catharticis ? — antispasmodicis ?

1776

2 *Janvier.*

Pro Past. **Du Chanoy** (Cl.-Fr.).
An in curandis affectibus qui puerperarum suppressis prioribus lochiis superveniunt || antiphlogistica? — moventia?

7 *Février.*

Pro Past. **Caille** (Cl.-A.).
An in ascite, paracenthesim tardare || malum? — bonum?

29 *Août.*

Pro Vesp. **Tessier** (H.-A.).
An functiones melius perficiantur per || motum? — quietem?

31 *Août.*

Pro Doct. Ejusdem.
An ex rerum non naturalium usu || sanitas? — sanitas? — morbus?

2 *Septembre.*

Pro Vesp. **Thauraux.**
An musculorum irritabilitas || communis? — diversa?

4 *Septembre.*

Pro Doct. Ejusdem.
An morbis ab irritabilitate pendentibus || tonica? — relaxantia?

9 *Septembre.*

Pro Vesp. **Manier** (M.-Z.).
An apoplexiæ || venæ sectio? — emeticum?

11 *Septembre.*

Pro Doct. Ejusdem.
An medicina certior || ratiocinio? — observatione?

23 *Septembre.*

Pro Vesp. **Jeanroy** (D.).
An infantibus || balnea frigida?

25 *Septembre.*

Pro Doct. Ejusdem.
An quid varium in morbis || producendis afferat climatum || curandis exigat epidemiorum || diversitas?

1776 (*suite*).

23 *Septembre.*

PRO VESP. **Thouret** (A.).
An constitutio epidemica anni 1775 et initio anni 1776 || tota erat in cutis exanthematibus sanguinolentis, vel pectoris inflammatione pro temperamentorum diversitate, judicabatur quandoque sudoribus criticis?

30 *Septembre.*

PRO DOCT. Ejusdem.
An constitutio epidemica sub finem anni 1775 et initio anni 1776 protracta fuit per totam ætatem sub specie || febrium purpureo subellarum || pro temperamentorum diversitate licet ab eadem causa || anginarum vel eresipelatum, vel morbellorum?

8 *Octobre.*

PRO VESP. **Sigault** (J.-R.).
An in partu contra naturam, sectio || cæsarea? — symphiseos ossium pubis?

10 *Octobre.*

PRO DOCT. Ejusdem.
An in lochiorum suppressione || venæ sectio? — emeticum?

13 *Novembre.*

PRO PAST. **Desbois de Rochefort** (L.).
An nutritio sit reparatio || fluidorum solidorum?

20 *Novembre.*

PRO PAST. **Le Roy** (A.-V.-L.-A.).
An digestio alimentorum, digestio || chimica? — mechanica?

27 *Novembre.*

PRO PAST. **Jeanroy** (D.).
An color sanguinis et bilis constat principiis || iisdem? — diversis?

4 *Décembre.*

PRO PAST. **Munier** (M.-Z.).
An lymphæ officina || sistema glandulosum? — cerebrum?

1776 (*suite*).

10 *Décembre.*

PRO PAST. **Thouret** (A.).
An lymphatiæ doctrina || ab observatione? — ab anatome?

18 *Décembre.*

PRO PAST. **Tessier** (H.-A.).
An fibrarum organicarum contractio vitalis || a vi tonica? — a vi musculari?

30 *Décembre.*

PRO PAST. **Sigault** (J.-R.).
An perfectio digestionis || a latice nerveo? — a fermentatione?

1777

27 *Août.*

PRO VESP. **Hallé** (J.-N.).
An morbis procreandis tempestas || verna? — autumnalis?

15 *Septembre.*

PRO VESP. **Jussieu** (Chr.-N.-de).
An paralysis ab electricitate || levamen tantum? — curatio radicalis?

16 *Septembre.*

PRO VESP. **Bourdois de la Motte** (E.-J.).
An in asphyxia || sal alcalinum volatile? — sal acidum?

17 *Septembre.*

PRO DOCT. **Hallé** (J.-N.).
An in morbis sanandis aeque competant || juvenibus venæ sectio? — senibus catharsis?

17 *Septembre.*

PRO DOCT. **Jussieu** (Chr.-N. de).
An incipienti anginæ || venæ sectio? — emeticum?

21 *Septembre.*

PRO DOCT. **Bourdois de la Motte** (E.-J.).
An medico praestantius || ingenium? — judicium?

1777 (*suite*).

23 *Septembre*.

PRO VESP. **Doublet** (Fr.).
An paralyticis || electricitas? — aquæ thermales?

24 *Septembre*.

PRO VESP. **Delaplanche** (M.-Fr.).
An partus naturalis absolvatur || solo enixu matris? — unitis matris et fœtus viribus?

25 *Septembre*.

PRO DOCT. **Doublet** (Fr.).
An hydrophobiæ || alcali volatile? — hydrargirum?

26 *Septembre*.

PRO VESP. **Navier** (T.-Cl.-N.).
An variolis || discretis curatio una? — confluentibus altera?

28 *Septembre*.

PRO DOCT. Ejusdem.
An variolis || cardiaca? — balnea?

29 *Septembre*.

PRO DOCT. **Delaplanche** (M.-Fr.).
An Parisiis venæ sectio prægnantibus || aliquando necessaria? — sæpe sæpius omittenda?

[29] *Septembre*.

PRO VESP. **Marinier** (J.-Fr.).
An in partu ob angustiam pelvis impossibili sectio || symphyseos pubis? — cæsarea?

30 *Septembre*.

PRO DOCT. Ejusdem.
An sectio symphyseos ossium pubis possit || celebrari tuto? — iterari pluries?

3 *Octobre*.

PRO VESP. **Simonnet** (Fr.-N.).
An medicinæ incrementum || a praxi? — a theoria?

5 *Octobre*.

PRO VESP. **Hallot** (L.-Ch.).
An recentissimorum observationes circa morbos quos vocant epidemicos multum conferant || ad artis incrementum? — ad certiorem populorum salutem?

1777 (*suite*).

6 Octobre.

Pro Vesp. **Théry** (J.-B.).
An hydropi sanando remedia || evacuantia ? — alterantia ?

8 Octobre.

Pro Vesp. **Roussel de Vauzèmes** (A.).
An fato functorum corpora extra pomaria urbis debent || inhumari ? — cremari ?

10 Octobre.

Pro Vesp. **Jeannet des Longrois** (J.-B.-Cl.).
An tutior mulieri ακυμιντοι || prægnanti venæ sectio ? — puerperæ catharsis ?

12 Octobre.

Pro Doct. **Hallot** (L.-Ch.).
An observatis sexcentis morbis quod vocant epidemicos altera epidemia poterit || facilius præcaveri ? — felicius curari ?

13 Octobre.

Pro Doct. **Jeannet des Longrois** (J.-B.-Cl.).
An eadem aperientia obstructo || pulmoni ? — hepati ?

14 Octobre.

Pro Doct. **Roussel de Vauzèmes** (A.).
An fœminæ peripneumonia correptæ menstruis fluentibus sanguinis missio || e bracchio ? — e pede ?

15 Octobre.

Pro Doct. **Théry** (J.-B.).
An incipienti peripenumoniæ nostræ || venæ sectio ? — emeticum ?

17 Octobre.

Pro Doct. **Simonnet** (Fr.-N.).
An gonorrhæa in viris et fœminis || diversa ? — eadem ?

17 Octobre.

Pro Vesp. **Michel** (G.).
An motus convulsivi || a materia pungente ? — a materia obstruente ?

1777 (*suite*).

20 *Octobre.*

Pro Vesp. **Leroux des Tillets** (J.-J.).
An in vertiginibus || saphenæ || cephalicæ || sectio?

21 *Octobre.*

Pro Doct. **Michel** (G.).
An in febribus malignis || cordiaca? — antiphlogistica et laxantia?

22 *Octobre.*

Pro Doct. **Leroux des Tillets** (J.-J.).
An quibusdam morbis obnoxii sint pistores || a defectu decubationis in lecto? — ab alterna et rapida aeris calidi et frigidi impressione?

1778

9 *Novembre.*

Pro Past. **Jussieu** (Chr.-N. de).
An aer in pulmonibus || absorbeatur? — decomponatur?

1779

25 *Janvier.*

Pro Past. **De la Planche** (M.-Fr.).
An calori animalium || multæ concurrentes causæ? — causa quædam specialis?

27 *Janvier.*

Pro Past. **Bourdois de la Motte** (E.-J.).
An perspirationi cœteræ excretiones supplere || possint? — nequeant?

1er *Février.*

Pro Past. **Navier** (T.-Cl.-N.).
An sensibilitate regantur omnes motus œconomiæ animalis || sanœ? — morbosæ?

4 *Février.*

Pro Past. **Doublet** (Fr.).
An incremento anus || physiologia? — observatio?

8 *Février.*

Pro Past. **Simonnet** (Fr.-N.).
An corpus organisatum regatur viribus || orbis universi? — peculiaribus?

1779 (*suite*).

10 *Février.*

Pro Past. **Jeannet des Longrois** (J.-B.-Cl.).
An respiratio || mechanica duntaxat? — mechanica et voluntaria?

15 *Février.*

Pro Past **Michel** (G.).
An idiosynchrasiarum accurata notities || facilis? — certa?

24 *Février.*

Pro Past. **Roussel de Vauzèmes** (A.).
An præcipuum chylosis instrumentum || salivalis succus? — bilis?

1er *Mars.*

Pro Past. **Leroux des Tillets** (J.-J.).
An lac animalium || emulsio vegetabili similis? — liquor specialis in organo suo secernente efformatus?

3 *Mars.*

Pro Past. **Hallet** (L.-Ch.).
An felicius pariunt quæ concipiunt || statim a menstrua purgatione? — ante menstruam purgationem?

8 *Mars.*

Pro Past. **Marinier** (J.-Fr.).
An medicinæ incrementa ab anatome || comparata? — humana?

10 *Mars.*

Pro Past. **Théry** (J.-B.).
An tendines rupti || suendi? — fascia coadunandi?

1780

5 *Septembre.*

Pro Doct. **Dupré** (Ch.-L.-M.).
An apoplexia || venæ sectio a saphena? — emeticum?

9 *Septembre.*

Pro Doct. **Wenzel** (J. de.).
An ad perficiendam operationem cataractæ instrumentum || unicum? — multiplex?

1780 (*suite*).

19 *Septembre.*

Pro Doct. **Mahon de Houssay** (P.-A.-O.).
An in febribus infantium a glutinoso spontaneo || absorbentia? emetico — cathartica?

21 *Septembre.*

Pro Doct. **Lasservolle** (P.).
An in insertione variolarum major habenda sit ratio || status variolas recepturi? — puris eligendi?

22 *Septembre.*

Pro Doct. **Crochet** (E.).
An præ divitibus pauperes || gravius ægrotent? — difficilius curentur?

23 *Septembre.*

Pro Doct. **Mathey** (A.).
Utrum in febribus malignis || cardiaca? — antiphlogistica?

26 *Septembre.*

Pro Doct. **Champagne du Fresnay** (H.-H.).
An in colica pictorum || emetica? — diluentia?

27 *Septembre.*

Pro Doct. **Chambon de Montaux** (N.).
An in uteri hemorrhagia || venœ sectio? — antispasmodica?

28 *Septembre.*

Pro Doct. **Fourcroy** (Ant.-Fr. de).
An morbi nervorum a || laxitate? — tensione?

29 *Septembre.*

Pro Doct. **Grozieux de la Guerenne** (J.).
An febribus intermittentibus || cathartica? — Kina-Kina?

2 *Octobre.*

Pro Doct. **Berthollet** (Cl.-L.).
An in febribus malignis || ... pharmaca? — emetica?

1782

3 *Septembre.*

Pro Vesp. **Corvisart des Marets** (J.-N.).
An scientiæ medicæ initium || ingenii sagacitas? — probitas?

7 *Septembre.*

Pro Doct. Ejusdem.
An febri intermittenti vulgari || amara? — cathartica?

20 *Septembre.*

Pro Vesp. **Petit-Radel** (Ph.).
An dentur corpora quorum effluvia sint aliquorum ægritudinum || origo? — curatio?

21 *Septembre.*

Pro Vesp. **Pujo** (P.).
An in fœtu post partum fiat externæ cutis vicarius || pulmo? — vesica?

24 *Septembre.*

Pro Doct. **Petit-Radel** (Ph.).
An posita virtute magnetis medica, ipsius actio sit || in nervos? — in sanguinem?

26 *Septembre.*

Pro Vesp. **Montaigu** (L.-C. de.).
An arteriarum pulsus || in diversis subjectis idem? — in eodem subjecto diversus?

28 *Septembre.*

Pro Vesp. **Lendormy-Laucour** (A.-J.-V.).
An bilis in corpore humano || medicina? — quandoque venenum?

1er *Octobre.*

Pro Doct. **Montaigu** (L.-C. de).
An delirio a variolis circa diem decimum tertium supervenient || quandoque || phlebotomia? — emesis?

5 *Octobre.*

Pro Doct. **Lendormy-Laucour** (A.-J.-V.).
An icteris a vitio || hepatis? — bilis?

1782 *(suite)*.

10 *Octobre*.

Pro Doct. **Pujo** (P.).
An inter morbos quibus est obnoxia corporis compages || alii sint sine periculo ? — alii salutares ?

11 *Octobre*.

Pro Vesp. **Laverne** (N.-F.).
An rerum medicarum judicem vulgus constituere medici sit || docti ? — probi ?

14 *Octobre*.

Pro Vesp. **Louiche des Fontaines** (R.).
An inter œconomiam animalem et vegetabilem || differentia ? — analogia ?

16 *Octobre*.

Pro Doct. **Laverne** (N.-F.).
An arti medicæ promovendæ serviat || scholarum disciplina ? — membrorum auctoritas ?

17 *Octobre*.

Pro Doct. **Louiche des Fontaines** (R.).
An praxis medica a plantarum usu || simplicior? — felicior?

1784

13 *Septembre*.

Pro Vesp. **Demours** (A.-P.).
An tuendam sanitatem quærenda in cibis || varietas ? — simplicitas ?

14 *Septembre*.

Pro Vesp. **Gille** (J.-J.).
An peripneumonia || a spissitudine inflammatoria? — a vasorum constrictione ?

15 *Septembre*.

Pro Vesp. **Desmarescaux** (A.-Fr.-P.-J.).
An stellæ agere queant || in morbos hominum ? — in vires medicamentorum ?

17 *Septembre*.

Pro Doct. **Gille** (J.-J.).
An febribus malignis || emetica ? — antiphlogistica ?

1784 (*suite*).

20 *Septembre.*

Pro Doct. **Demours** (A.-P.).
An rhumatismum || narcotica? — sudorifica?

21 *Septembre.*

Pro Doct. **Desmarescaux** (A.-Fr.-P.-J.).
An varias siderum vices nocere debeat || pharmacopœus, ut medicamenta congrue seligat et paret? — medicus, ut ritè parata medicamenta aptè prescribat?

22 *Septembre.*

Pro Vesp. **L'Epinoy** (J.-B.-A.-R. de).
An motus spasmodici || a membranarum oscillatione? — a fluido nerveo?

23 *Septembre.*

Pro Vesp. **Ducos** (J.-J.-E.).
An in intermittentibus febris sit || instrumentum curationis? — symptoma debellandum?

24 *Septembre.*

Pro Vesp. **Géraud** (M.).
An inter œconomiam animalem et vegetalem || differentia? — analogia?

25 *Septembre.*

Pro Vesp. **Bourdier de la Moulière** (J.-Fr.).
An hydrops quandoque || a fibrarum rigiditate? — ab atonia?

27 *Septembre.*

Pro Doct. **Ducos** (J.-J.-E.).
An in tertianis quartanisve febribus || Kina-kina? amuleta?

28 *Septembre.*

Pro Doct. **L'Epinoy** (J.-B.-A.-R. de).
An in variolis || balnea? — alexipharmaca?

29 *Septembre.*

Pro Doct. **Géraud** (M.).
An apoplexiæ sanguineæ sectio || saphenæ? — brachii?

30 *Septembre.*

Pro Doct. **Bourdier de la Moulière** (J.-Fr.).
An in hidrope quandoque diæta || humida? — sicca?

1785

7 Septembre.

PRO VESP. **Leclerc** (Cl.-B.-J.).
An sanitati tuendæ || victus tenuis? — exercitatio?

9 Septembre.

PRO VESP. **Adet** (P.-A.).
An aer vitalis inspiratus pulmonem || foveat? — purget?

11 Septembre.

PRO VESP. **Cozette** (Fr.-J.-Th.).
An largior feliciorque vita || temperantia? — intemperantia?

16 Septembre.

PRO DOCT. **Leclerc** (Cl.-B.-J.).
An morbi frequentiores et curatu difficiliores apud || divites? — pauperes?

18 Septembre.

PRO DOCT. **Adet** (P.-A.).
An lumen solare utile || plantis? — hominibus?

19 Septembre.

PRO DOCT. **Cozette** (Fr.-J.-Th.).
An in maniâ salubrior musica || viris? — feminis?

20 Septembre.

PRO VESP. **Borie** (Ph.).
An spasmorum || causæ? — effectus? || libidines.

21 Septembre.

PRO VESP. **Beauvais-Despréaux** (Ch.-N.).
An aer plurimum conferat || sanguinis circuitui? alimentorum digestioni?

22 Septembre.

PRO DOCT. **Borie** (Ph.).
An paralyseos || causa? — effectus? || apoplexia.

23 Septembre.

PRO DOCT. **Beauvais-Despréaux** (Ch.-N.).
An considerari possint tanquam morbi salutares || coriza? — fluxus hemorhoidalis?

1785 (*suite*).

26 *Septembre.*

Pro Vesp. **Pluvinet** (B.-N.).
An somnus post prandium || utilis ? — noxius ?

28 *Septembre.*

Pro Doct. ejusdem.
An rhumatismi acuti eadem ac arthritidis || indoles ? — curatio ?

10 *Octobre.*

Pro Vesp. **Dideron** (Fr.-G.).
An caro || assa prœstet elixa ? — vegetabilibus pejor ?

21 *Octobre.*

Pro Doct. ejusdem.
An ossa salubris ? — An post ossam meri scyphus ?

«... C'est une face réduite mais entière de la Médecine et sinon une face nouvelle du moins une face d'une nouvelle dimension.»

A. M.

Le Mans. — Imprimerie Monnoyer.

Bibliothèque historique de la France Médicale

Ont paru

1. **L'École de santé de Paris (1794-1809)**, par A. Prévost, *rédacteur au secrétariat de la faculté de médecine de Paris*, in-8.
2. **Guy Crescent Fagon (1638-1718)**, par le Dr A. Corlieu, *bibliothécaire honoraire de la Faculté de Paris, lauréat de l'Institut*, in-8.
3. **Un médecin de cour. Charles Delorme (1548-1678)**, par le Dr Eugène Béluze.
4. **L'Eglise St-Côme et le Collège de Chirurgie**, par le Dr A. Corlieu, in-8.
5. **Un amphithéâtre de dissection à Alençon en 1660**, par Louis Duval, *archiviste du département de l'Orne*, in-8.
6. **Les médecins de Paris de 1792 à 1794**, par le Dr A. Corlieu, in-8.
7. **Notes bibliographiques sur quelques médecins et chirurgiens de la Haute-Auvergne sous l'ancien Régime**, par le Dr Louis de Ribier, in-8.
8. **Les anciens médecins arméniens diplômés des Universités d'Italie (1700-1840)**, par le Dr Vahram Torkomian, *membre de la « Société française d'histoire de la médecine »*, in-8.
9. **La Dissection : notice historique**, par le Dr J. Regnault, *médecin de la marine*, in-8.
10. **Du rôle de l'anatomie dans l'art**, par le Dr Paul Richer, *professeur d'anatomie à l'École des Beaux-Arts, membre de l'Acad. de Méd.* in-8.
11. **Vieux médecins mayennais**, par Paul Delaunay, *interne des hôp.*, in-8.
12. **Obstétrique des anciens Hébreux**, *d'après la Bible, les Talmuds et les autres sources rabbiniques, comparée avec la tocologie gréco-romaine*, par le Dr Schapiro, *ancien élève de l'Ecole des langues orientales*, in-8.
13. **Les anoblis de l'Empire**, *médecins et chirurgiens*, par le Dr Louis de Ribier, in-8.
14. **Vieux médecins sarthois**, par le Dr Paul Delaunay, *ancien interne des hôpitaux de Paris*, in-8.
15. **Les Anoblis des Ducs de Lorraine**, *médecins et chirurgiens*, par P. Pillement *(de Nancy)*.
16. **Les Apothicaires de Metz. Leurs statuts**, par le Dr Paul Dorveaux, *bibliothécaire de l'Ecole de pharmacie de Paris*.
17. **La médecine dans l'Ancienne Auvergne. Notes et Documents**, par le Dr L. de Ribier.
18. **Le médecin inspecteur Chauvel. Notice biographique**, par le Dr Bergounioux, *médecin principal*.
19. **Une lettre ophtalmologique de Woolhouse (1650-1730), oculiste de Jacques II d'Angleterre, à E.-F. Geoffroy (1672-1731)**, *de l'Académie des Sciences*, par le Dr Albert Terson.
20. **La famille médicale des de Jussieu et les Thèses d'Antoine Laurent**, par le Dr Ed. Bonnet.
21. **Un manuscrit de Jacques Despars**, par le Dr Ernest Wickersheimer.
22. **Le culte d'Esculape dans l'Afrique romaine**, par le Dr Raymond Neveu.
23. **Droits de courtage établis à Paris au XVe siècle sur quelques marchandises d'épicerie. Documents inédits**, par le Dr Paul Dorveaux.
24. **La Crèche Saint-Gervais (11 mai 1846-15 juin 1867)**, par Eugène Béluze.

25. **L'épicier du mystère de la Passion, publié par Achille Jubinal**, par le Dr Paul DORVEAUX.
26. **Le sucre au moyen âge**, par le Dr Paul DORVEAUX.
27. **L'enseignement des sages-femmes en Touraine**, par le Dr DUBREUIL-CHAMBARDEL.
28. **Esquisses et Mœurs grecques d'aujourd'hui**, par le Dr ZABOROWSKI.
29. **Coutumes médicales et superstitions populaires du Bocage Vendéen**, par E. BOISMOREAU.
30. **L'Œuvre de Béchamp (Pierre-Jacques-Antoine)**, par le Dr Hector GRASSET.
31. **Une lettre de Cabanis à Baudelaire père**, par le Dr Albert TERSON.
32. **De l'harmonie et usage des parties du corps humain. Traduction ancienne en vers français du Poème latin de Jean Lycée, médecin (1556)**, *publiée pour la première fois* par Noé LEGRAND.
33. **Quelques appréciations de ces derniers temps sur Paracelse**, par B. REBER.
34. **L'Histoire de la Médecine et Paracelse**, par H. GRASSET.
35. **Statuts et Règlements des Chirurgiens des Provinces**, par le Dr DE RIBIER.
36. **Lettres et certificats d'un chirurgien lillois au Frère Côme au sujet de son lithotome caché**, publiés par Edmond LECLAIR.
37. **Etude historique et critique sur les Générations spontanées et l'Hétérogénie**, par le Dr H. GRASSET.
38. **Deux médecins ordinaires du Roi à Mauriac au XVIIe siècle**, par le Dr DE RIBIER.
39. **La Mort et le Médecin** (Dialogue du poème burlesque de Maître Jacques-Jacques), publié par M. Noé LEGRAND.
40. **La fontaine aux sorciers et la fontaine aux loups à Saint-Mesmin-le-Vieux (Vendée)**, par le Dr E. BOISMOREAU.
41. **Un journaliste médical de Province avant la Révolution : le Docteur Pierre Dorion, de Saint-Gilles (Bas-Poitou) (1722-1777)**, par MARCEL BAUDOUIN.
42. **Lettres inédites des célèbres médecins Tissot et Zimmermann**, par B. REBER.
43. **Notes sur quelques annuaires médicaux du XVIIIe siècle et sur leurs auteurs** (Un « Essai » sur l'Allemagne, extrait d'un annuaire médical pour 1777), par le Dr Paul DORVEAUX.
44. **L'Hôtel-Dieu de Clermont-Ferrand**, par le Dr DE RIBIER.
45. **Les Débuts de l'Assistance aux enfants anormaux**, par le Dr WAHL.
46. **Les Saints Chirurgiens d'après un manuscrit inédit des Archives de Saint-Côme (1615)**, par NOÉ LEGRAND.
47. **Journal de la maladie de Louis XV à Metz (Août 1744), par François Chicoyneau, premier médecin du Roi**, publié par le Dr Paul DORVEAUX.
48. **Les Bibliothèques Médicales**, *Conférence faite à l'École des Hautes-Etudes Sociales*, par M. NOÉ LEGRAND.
49. **Documents relatifs à la maladie de Louis XV à Metz (août 1744)** publiés par le Dr Paul DORVEAUX.

Poitiers. — Imp. G. ROY.